U0258762

那些你关心
又不知道答案的
健康问题

健康主持人帮你问，协和医生来回答
10 大主题，40 个问题

陈罡 子琳

著

中信出版集团｜北京

图书在版编目（CIP）数据

那些你关心又不知道答案的健康问题 /陈罡，子琳
著. --北京：中信出版社，2025.3. --ISBN 978-7
-5217-7255-5

I. R161-49

中国国家版本馆CIP数据核字第 2024GJ6387 号

那些你关心又不知道答案的健康问题

著者： 陈罡 子琳
出版发行：中信出版集团股份有限公司
（北京市朝阳区东三环北路 27 号嘉铭中心 邮编 100020）
承印者： 三河市中晟雅豪印务有限公司

开本：880mm×1230mm 1/32 印张：10.5 字数：140 千字
版次：2025 年 3 月第 1 版 印次：2025 年 3 月第 1 次印刷
书号：ISBN 978-7-5217-7255-5
定价：69.00 元

目　录

推荐序 1

在医学的殿堂中，知识的传递与普及始终是一项神圣而艰巨的任务。我深感荣幸能见证并参与这一过程。今天，我特别推荐陈罡医生的新作，这是一位医生的心血结晶，也是对公众健康教育的一份贡献。

陈罡是我院肾内科医生。在北京协和医院，医生进入各专科之前，必须经过数年大内科的培训，正因为打下了扎实的基础，陈罡才能够传播更广泛的内科医学科普知识。他的专业造诣和对患者的深切关怀在院内外广受好评。在这本书中，他巧妙地将枯燥的医学理论转化为生动的对话，以一种全新的视角，为我们揭开了健康与疾病的神秘面纱。

历年来，陈罡医生在医学科普和医学人文中投入创作精力，发表了一系列有意思的科普和医学人文小说。陈医生以他的亲和力和深入浅出的表达方式，让复杂的医学知识变得触手可及，让健康理念深入人心。

我特别欣赏陈医生在这本书中所采用的对话体形式，这种写作手法不仅拉近了读者与医学知识的距离，更在无形中增强了读者对健康重要性的认识。这种将科学性与趣味性完美结合的尝试，无疑为健康科普领域开辟了新的思路。

　　在此，我向每一位追求健康生活的读者推荐这本书。它不仅是一本医学科普读物，更是一本生活指南，引导我们选择更加健康、和谐的生活方式。

吴东

北京协和医院副院长

2024 年 10 月

在这个信息爆炸的时代，我们每个人都身处健康信息的海洋，如何在这片汪洋中找到正确的航向，成为一个不小的挑战。作为一名长期在医疗前线工作的内科医生，我深知普及正确健康知识的重要性。因此，当陈罡医生将他的这部新作呈现给我时，我感到无比欣慰和自豪。

陈罡医生是北京协和医院内科大家庭的一员，这些年来，我一路看到他的成长。他以扎实的医学知识和对患者深切的关怀，赢得了同行和患者的尊敬。在这本书中，他以通俗易懂的语言，将复杂的医学知识转化为一个个生动的故事，创新地使用对话体的形式，让读者在轻松愉快的阅读中获得宝贵的健康知识。

书中涵盖了从心脏健康到肾脏挑战，从免疫迷雾到睡眠力量，再到美容小窍门等多个方面，这些都是我们日常生活中经常遇到却不甚了解的话题。陈罡医生通过与健康主持人子琳的互动，将专业的医学信息以引人入胜的方式呈现，使得这本书既有深度又不失趣味。

我相信，这本书对那些渴望了解健康知识、追求健康生活的读者来说，是不可多得的良师益友。它不仅能够帮助读者建立起正确的健康观念，还能够在读者遇到健康问题时提供科学的指导和帮助。

在此，我强烈推荐这本书给每一位关心自己和家人健康的读者。让我们一起跟随陈罡医生的脚步，探索健康的奥秘，享受健康的生活。

李雪梅

北京协和医院内科学系主任

2024 年 9 月

亲爱的读者朋友:

当你们翻开这本书的时候,可能还不知道,你们即将开启一段多么奇妙的健康之旅。我是脱不花,"得到"App(应用程序)的联合创始人,一直以来,我期待用有趣的知识充实读者的大脑,我更加关注健康领域的知识。

首先,我要说的是,北京协和医院肾内科的陈罡副主任,不仅在医疗领域有造诣,还是一位隐藏在医疗界的写作高手。他的文字,就像他的医术一样,精准而不失温度,幽默而充满智慧。在这本书中,他用轻松诙谐的语言,将那些看似高深莫测的医学知识,变成了一个个引人入胜的故事,让人们在阅读的过程中,不仅能够学到知识,更能够享受到乐趣。

书中的内容,涉及人体的方方面面,从心脏到肾脏,从呼吸到消化,还有睡眠科学、中医知识和美容知识,都是我们日常生活中不可或缺的健康伴侣。陈罡医生用他的专业知识,为我们的健康生活点亮一盏盏明灯，让我们在追求健康的道路上不再迷茫。

你们知道吗？陈罡医生和我正在筹备一本关于医患沟通的书。本来，那本书应该早就问世了，但我们之前各自忙碌，还没来得及写完。没想到，陈罡居然百忙中先完成了这本书的创作，相比于医患沟通，似乎他更想要早点儿和你们分享他对健康知识的见解。这种迫不及待，我希望在我们合作的新书里也会如此，让我们充满热情地书写新的一本医患沟通书。

所以，亲爱的读者，不要犹豫，赶紧跟着陈罡医生的脚步，一起探索健康的奥秘吧。健康是一种生活态度，而这本书就是你们态度的最佳诠释。让我们一起用知识武装自己，用健康点亮生活。

脱不花

"得到"App 联合创始人

2024 年 10 月

前　言

在行医的征途上，我以治愈病患为荣，也以普及医学知识为乐。救治生命，是我在紧要关头的使命；而传授知识，则是我在平凡日子里的责任。10 年来，我笔耕不辍，出版了关于糖尿病、高血压、痛风等常见疾病的科普书籍，旨在帮助每一位读者面对健康挑战时能多一份从容。

除了科普书籍，我还创作过几本医学小说，如《因为是医生》和《大医院里的小医生》。它们不仅让我在文学的海洋中找到创作的乐趣，更让我领悟到角色与情境在传递知识时的独特力量。小说中栩栩如生的人物对话和场景描写，让我学会了如何将复杂的医学概念转化为日常对话，自然而然地流淌在笔尖。

因此，当我要撰写这本新的科普书时，我选择了一种创新的表达方式——与本书的另一位作者子琳进行对话。她是一位生活在繁忙都市中的年轻女性，代表了千千万万追求健康、渴望知识、时间宝贵却又常被医学术语所困扰的都市白领。她的困惑，也是你们的困惑；她的求索，也将是你们的求索。我希望通过这种角色代入的方式，让你们与子琳一同踏上发现身体奥秘、探索健康之道的旅程。

健康，不仅仅是治疗病痛，它更是我们在日常生活中每一个选择的体现。作为医生，我愿与你一同探索身体的奥秘，揭开关于脏器健康的谜题，共同探讨在现代都市快节奏中如何保持身心的平衡。

这不仅是一本科普书，更是一次心灵的对话、一次智慧的碰撞。这里没有晦涩难懂的医学术语，没有刻板单一的讲授模式，只有如同朋友间的闲聊和如同亲人间的关怀。我希望通过这样的方式，让每一位读者在轻松愉悦的氛围中，获得最宝贵的健康知识。

亲爱的读者，当你翻开这本书的时候，无须感到压力，因为这本书就是为了让你缓解压力而存在的。阅读时，你也不必拘泥于顺序，因为这本书本来就没有固定的阅读顺序。

无论何时，无论你打开这本书的哪一页，愿你都能感叹："原来健康，可以如此简单。"

陈罡
2024 年 9 月

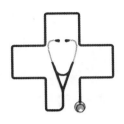

第 1 章
心脏的悄悄话

1.1　为什么心脏不会得癌症?

　　心脏,这个被古希腊人称为"生命之核"的器官,以其精准的节奏维系着我们的生命律动。它不单是血液循环的泵站,更是我们情感的象征,每一次跳动都承载着活力与激情。在众多器官中,心脏以其独特的生理特性,展现出对癌症的天然抵抗力。心肌细胞在成熟后便步入一种静止状态,不再频繁分裂,从而大大降低了癌变的风险。然而,这并非心脏不患癌的唯一原因。

　　在一个阳光明媚的午后,健康主持人子琳与陈罡医生相约共进午餐。餐厅内,柔和的灯光与轻柔的音乐交织,弥漫着一种轻松愉快的氛围。席间,好奇的子琳提出很多问题,与陈罡医生共同探讨心脏的神秘特性,以及它为何能在众多器官中独树一帜,成为癌症发病率极低的奇迹。

子琳:

今天能和你共进午餐，感觉自己中了头彩！对了，我有个问题一直憋在心里，既然今天有你这位专家坐镇，我得抓住机会，好好请教一番！

陈罡:

哈哈，子琳，你太客气了。有问题尽管抛过来，虽然我这颗脑袋算不上百科全书，但至少也是个半吊子"问答机"，保证尽力而为，让你满意而归！

子琳:

好的，那我就不客气了。这个问题真是让我"心"事重重啊！我一直想知道，心脏也会生病，**为什么我们总听说各种癌症，心脏癌却似乎"心不在焉"地缺席呢?**

陈罡:

你的问题真的蛮有意思的。实际上，心脏确实可以得癌症——哈哈，子琳，看你这惊讶的表情——不过别担心，心脏得癌症的概率比中头彩还要低呢！毕竟，心脏那家伙成年后就开始"退休"生活，早就懒得参与细胞分裂了。实际上，大多数癌症都是由于细胞分裂过程中出现错误导致的。

子琳:

哦，原来是这样。心肌细胞少了分裂这件事情，错误就少了，得癌症的风险就低啦——我聪不聪明？

陈罡:

是呀，可以这么说。心脏的心肌细胞分裂频率低，自然减少了癌变的机会。而且，心脏的血液流动性很强，速度简直比高峰期的地铁还要快，任何想搞事情的细胞还没站稳脚跟，就被冲刷得无影无踪了。

子琳:

这么听起来，心脏还挺强大的。心脏不容易得癌症，除了心肌细胞不分裂，以及它自身的血流很快，还有其他原因吗？

陈罡:

当然有，心脏是一个精明的房东，心脏的冠状动脉提供了自身大部分的血液供应，这些冠状动脉就像精心设计的迷宫，让癌细胞这种不速之客不容易在这里安家落户。不过，心脏的血液供应和血流特性可能对癌细胞的生长有一定影响，但并不是决定性因素。

子琳:

哇，真是长知识了。刚才陈医生说过，心脏也可能得癌症，那么心脏中可能出现的癌症是什么类型的呢?

陈罡:

心脏中可能出现的癌症类型非常少,最常见的是血管肉瘤。这是一种非常罕见的恶性肿瘤,通常发生在心脏的血管内。此外,心脏还可以发生淋巴瘤等其他类型的癌症,但它们在心脏中出现,简直比在沙漠里找到绿洲还要稀奇。总之,心脏的癌症真是少之又少,子琳有时候会不会觉得,这些癌细胞也觉得心脏太忙,不好意思去打扰呢?

子琳:

了解了,陈医生。看来我们对心脏的认识还有很多需要补充的地方。那么,对普通人来说,**心脏癌症不常来串门,是不是就意味着在日常生活中,心脏的承受能力非常强大呢**?

陈罡:

子琳,不能这么说。虽然心脏癌症的发生率很低,但心脏疾病,如冠状动脉疾病、心肌梗死等,仍然是全球主要的健康杀手。保持心脏健康对于预防这些非癌症性心脏病至关重要。保护好我们的心脏,是重中之重,毕竟谁也不想在生命的赛道上突然"熄火"。

子琳:

那么，陈医生给我们支支招，**我们应该如何维护心脏健康呢**？

陈罡:

好的，子琳。想要心脏跳得欢，秘诀其实很简单：首先，别让它闲着，多给它一些活儿，比如，跳跳舞，跑跑步，或者练练瑜伽，让它也感受一下生活的节奏；其次，喂它一点儿有营养的，少一点儿油腻，多一点儿蔬菜和水果，让它吃得健康，跳得更有劲儿；最后，别忘了给它减压，听听音乐，看看喜剧，或者和朋友聊聊天，让心情也跟着跳个舞。这样一来，你的心脏就能像一个活力满满的小发动机，陪你走过每一个春夏秋冬。

子琳:

陈医生，所以你今天就给我点了很多蔬菜，是吗？但我还是想吃肉。

陈罡:

哈哈，不会饿到你。马上就会上一道三文鱼刺身！一些富含 ω-3 脂肪酸的食物，如深海鱼类（三文鱼、鲭鱼等）、亚麻籽和核桃，对心脏健康非常有益。要均衡饮食，多吃蔬菜、水果和全谷物，减少盐、糖和饱和脂肪酸的摄入，这些都很重要。另外，**菠菜、甘蓝等深色蔬菜富含叶酸和维生素**，也有助于心脏健康。还有，适量饮用红酒也可能对心脏有益，关键要适量。如果你控制不了饮酒量，就不要喝酒。

子琳：

平时早餐，我喜欢吃一些泡菜，这个能不能替代平时的蔬菜呢？

陈罡：

哎呀，子琳，这个问题真把我逗乐了！虽然泡菜富含维生素，但它属于深加工食品，在发酵的过程中可能会产生亚硝酸盐。如果亚硝酸盐的含量过高，就可能对人体健康产生危害，而且泡菜的盐分高，把它当爽口菜可以，但不能把它当作摄入维生素的主角。你看我们面前的这盘沙拉，里面都是新鲜蔬菜，我们需要多食用，才能让维生素在身体里演绎一场营养均衡的"大戏"。

子琳（吐了吐舌头）：

好吧，我接受陈医生的建议。有时候，坚持健康的生活方式真的很难，尤其是在面对工作压力和不规律的作息时。**你有什么建议可以帮助我们更好地坚持吗？**

陈罡：

　　确实，现代生活节奏快、压力大，坚持健康生活方式并不容易。我的建议是，首先要设定切实可行的目标。比如，你可以从每天散步 20 分钟开始，逐渐增加运动量。其次，找到自己喜欢的运动方式，这样更容易坚持下去。比如，子琳喜欢游泳，就可以把它作为主要的锻炼方式。这样，健康生活就不再是苦差事，而是享受生活的一部分了。

子琳：

　　嗯，这一点很重要。我不喜欢跑步，但我很喜欢游泳。看来我可以利用这一点来帮助自己坚持锻炼。

陈罡：

　　另外，建立一个支持系统也很有帮助。比如，和家人、朋友一起锻炼，或者加入一个运动小组，这样可以增加运动的乐趣，也有助于坚持。你的朋友圈里是不是也会出现"超级猩猩"这样的运动团体照片？毕竟，谁不想流汗之后，在朋友圈里炫耀一下自己的运动成果呢！

子琳：

　　这提醒了我，我倒是可以找几个朋友一起加入运动小组，监督自己锻炼，陈医生有空也可以加入啊。另外，我还想知道，在饮食方面，有没有什么特别的烹饪方法有利于心脏健康呢？

陈罡：

我们的心脏呀，其实很喜欢清淡的口味，我们平时生活中要尽量避免油炸和油煎，多采用蒸、煮、烤等健康的烹饪方式。

子琳：

这点提醒得太及时了，我平时偶尔也会吃不少油炸的"垃圾食品"，比如薯条，有时候我就是馋，忍不住。看来以后要改改这个习惯了。咦，陈医生，有一些很浓的汤料，比如炖老母鸡时常加的汤料，让汤闻起来又香又可口，这些**汤是不是很有营养**呢？

陈罡：

哈哈，其实不然。炖鸡汤的营养不是来自鸡汤本身，而是来自鸡肉的蛋白质成分。炖鸡汤的香，实际上来自脂肪；炖鸡汤的鲜，实际上来自嘌呤。但遗憾的是，这些东西并非营养成分的主角。我们平时吃饭时，不要加太多的调料，不然会增加不必要的盐分摄入。你看看我们桌上的这第三道菜——煎小牛排，我盯着你，只能撒一点儿海盐哦。

子琳：

这些建议都很实用，陈医生。所以，我们平时只要去品味食物自身的味道就好，是吧？

陈罡：

食物本来的味道就非常好，生活给我们带来的一切都已经蕴藏其中了。你想想，雨过天晴后在山头迎面吹来的风，脱掉鞋子后在趾头间流过的溪水，此时隔着窗玻璃阳光洒下的温柔，你浑然不觉，但这些都是幸福。

子琳：

今天这顿饭不仅美味，还让我学到了很多。非常感谢你的分享。

陈罡：

不用谢，子琳。能和你一起共进午餐是我的荣幸。如果你还有其他健康相关的问题，随时欢迎咨询。

子琳：

今天的提问先到这里，陈医生刚刚说过，要让我好好品味生活中的各种美好，接下来，我就要专心品尝面前的这盘三文鱼了。

陈罡:

　　好的。子琳，我问你，你觉得三文鱼蘸上芥末酱油算不算增加了调味品的量？

子琳:

　　三文鱼没有芥末是不完整的！把芥末酱油碟给我！

1.2　如何识别并响应心脏的紧急呼救信号?

　　心脏不知疲倦,持续不断地将血液输送到全身各个部位,为身体提供必需的氧气和营养。心脏健康状态直接关系到我们的生命质量,因此,对心脏的关爱显得尤为重要。心脏病的发作往往是突然且致命的,但幸运的是,身体在心脏病发作前会发出一些预警信号,这些信号如同生命的警报器,提醒我们及时采取措施。

　　周末清晨,子琳正坐在她的温馨餐厅里,享受着美味的早餐。阳光透过窗户洒在餐桌上,为这个早晨增添了一份宁静与和谐。然而,一阵电话铃声打破了这份宁静,是舅妈的来电。电话中传来的消息让子琳感到震惊——她的舅舅,一个平日里看起来健康强壮的中年人,竟然因为突发心脏病被紧急送往医院。这个消息让子琳意识到,了解心脏病的预警信号对于预防和挽救生命的重要性。

挂断电话后，子琳的心情变得沉重，她紧握手机，眉头紧锁，心中充满了担忧。作为健康栏目的主持人，她更加清楚，了解心脏病的预警信号，对于人们的健康至关重要。

为了获取更专业的建议和信息，子琳微信联系了陈医生，她希望通过与陈医生的交流，能够更全面地了解心脏病的预警信号，以及如何在日常生活中采取有效的预防措施。

子琳：

陈医生，周末打扰了。我舅舅最近因冠心病住院，我感到非常担忧。舅舅平时看起来很健康，我也曾多次提醒过他吸烟会影响心脏。**我想了解心脏病发作前有哪些预警信号？**之前听说心脏病发作可能非常突然，直到这次身边人发生类似情况，我才深有感触。前两天我还看到舅舅行动自如，没料到他这么快就需要接受心脏支架手术。特别令人遗憾的是，这种情况有时甚至出现在年轻人的身上。如果能提前识别一些预警信号，或许可以避免一些悲剧的发生。

陈罡：

子琳，很遗憾听到这个消息，不过，听到你舅舅已经住院并且很快要安装心脏支架了，你可以放心，把家人的健康交给专业的医生。

正如你所提及，冠心病发作往往具有突发性。心脏病发作前的预警信号主要包括心前区不适，这种不适可能表现为胸痛，也可能表现为胸闷、呼吸急促等症状。通常，心脏病发作源于心脏肌肉的氧气供应不足，当冠状动脉发生阻塞或狭窄时，心脏肌肉可能无法获得充足的氧气，从而导致心肌缺血，引发心前区不适。此外，恶心呕吐、冷汗、头晕以及极度疲劳等症状也可能预示心脏正承受着某种形式的压力或损伤。

对于有心脏病家族史或存在不良生活习惯（如吸烟、高脂饮食、缺乏运动）的人群，若出现上述症状，应更加提高警惕。

子琳：

谢谢，陈医生。那么，**心脏病引起的胸痛和普通的胃痛有什么不同吗**？我有时候会感到胃不舒服，不想以后每次胃不舒服就紧张兮兮。

陈罡：

通常，心脏病引起的胸痛有压迫感，持续时间较长，而且可能放射到其他部位。而胃痛多与饮食有关，位置更靠近上腹部，伴有消化不良等症状。

心脏病引起的胸痛就像有重物压在胸口，而且这种痛感可能会放射到肩膀、手臂、颈部、下巴或背部。胸痛的性质可以是持续性的，也可以是间歇性的，强度可能随着时间的推移而变化。而胃痛通常与饮食有关，位置更靠近上腹部，并且可能伴有消化不良或胃灼热的症状。心脏病引起的胸痛往往在休息或服用抗酸药后无法缓解，而胃痛则可能在进食或服用抗酸药后有所缓解。

话说回来，如果你不时感到胃不舒服，首先要注意规律饮食。如果症状持续，就需要到医院检查一下。

子琳：

好的，陈医生，我会注意的。

我还想问一下，你上面提到的这些心脏病的预警信号，是不是全部呢？会不会有什么例外的情况？

陈罡：

这个问题提得很好。虽然心脏病的预警信号包括胸痛、呼吸困难、心悸等常见症状，但确实存在一些例外情况。例如，有些人可能会出现非典型症状，如颈部或下颌疼痛，或者仅仅是疲劳感。此外，一些心脏病患者可能完全没有症状，特别是老年人，还有糖尿病等慢性疾病患者可能不会经历典型的胸痛，这种情况尤其危险。

因此，对于有心脏病家族史或其他高风险因素的人群，定期进行心脏健康检查是非常重要的。如果有任何不适，及时就医是最佳选择。

子琳：

陈医生，再问一个私人一点儿的问题：我的舅舅刚因冠心病住院，其实，我的外婆早年也得过冠心病，我听说心脏病有遗传倾向，这是真的吗？**如果家族中有心脏病史，我们应该怎么办？**

陈罡：

心脏病确实具有遗传倾向，特别是冠心病这类疾病。如果你的家族中有多起心脏病例，这可能意味着你有更高的风险。然而，遗传因素只是影响心脏病风险的众多因素之一。有一句话叫作"遗传把子弹上膛，环境扣动扳机"，通过采取健康的生活方式，如均衡饮食、规律运动、控制体重、戒烟和限制酒精摄入，你依然可以显著降低患病风险。同时，定期进行体检，监控血压、胆固醇和血糖水平，也是预防心脏病的重要措施。

子琳：

听你这么说，我就放心了。我还想了解一下，**心脏病发作时，有什么急救措施吗？作为非专业人士，我们可以做些什么？**

陈罡：

这个问题非常关键。如果真遇到心脏病发作的情况，应立即拨打急救电话，告知医护人员患者病情，并提供详细地址和患者信息。同时让患者保持平静，避免任何剧烈活动，以减少心脏负担，很多心脏病患者会随身携带硝酸甘油，可以让其舌下含服一片。

需要注意的是，新闻中经常会出现心搏骤停的患者，在这种情况下，多数是心脏病发作导致的，如果现实中遇到这种情况，需要第一时间考虑心肺复苏（CPR）。CPR是一项非常重要的急救技能，在紧急情况下可以救人一命。我建议你参加CPR培训课程，提高应对紧急情况的能力。同时，了解一些基本的急救知识，例如如何识别心脏病发作的症状，也是非常重要的。

子琳:

好的，陈医生。我一定要报名。这样，我就能更有信心地面对紧急情况了。

陈罡:

不客气，子琳。保持健康的生活方式，及时识别身体的预警信号，是我们每个人都应该做的。祝你的舅舅早日康复。

1.3　心脏病患者的日常活动有什么禁忌?

　　在繁忙的都市生活中，我们的心脏每天都在默默地承受着压力。心脏病这个现代文明的产物，悄悄地侵袭着无数人的健康。然而，心脏病患者并非注定要与世隔绝，他们同样可以享受丰富多彩的生活。

　　对心脏病患者来说，每一天都是与自己的心脏进行一场精心编排的舞蹈。他们必须在活力与宁静之间，找到自己的节奏。心脏病患者的日常活动，既是挑战也是机遇。挑战在于，他们需要在保持活力与避免过度负荷之间找到微妙的平衡；机遇则在于，通过合理的活动安排，他们可以提高生活质量，甚至在某种程度上逆转病情。

　　在繁忙的机场大厅，人群熙熙攘攘，每个人都在向着各自的目的地奔波。子琳和陈罡医生两位老朋友意外地在候机楼的一角相遇了。主持人子琳正准备前往她的下一个采访地点，而陈罡医生正要前往一个重要的医学研讨会。

两人惊喜地相互打招呼，在简短的寒暄之后，子琳看了看表，发现距离两人登机还有一段时间，于是一同走进咖啡厅，找到一个安静的角落坐下。在咖啡的香气和轻松的氛围中，他们开始了一段关于心脏病患者如何在日常生活中保持健康的深入对话。

子琳:

这个世界真小，居然在机场遇见你！你这是要去哪儿啊，拯救世界还是顺道儿给外星人打个疫苗？

陈罡:

瞧我这身打扮，好像也没法儿混入外星人中打疫苗，我要去参加一个医学研讨会。很高兴在这里遇见你。

子琳:

研讨会？听起来好专业啊！对了，既然说到医学，我想接着上回的话题提问一下：**心脏病患者在日常活动中应该注意些什么呢**？

陈罡:

这是一个很好的问题，子琳。实际上，心脏病患者的日常活动管理是一门历史悠久的学问。你知道吗？在古希腊时期，希波克拉底就已经开始探讨如何通过生活方式来管理心脏健康了。

子琳：

哇，古希腊人就已经在研究这个了？那他们有什么建议吗？

陈罡：

希波克拉底说过："食物是最好的药物。"他提倡平衡饮食和适度运动，认为这是维持心脏健康的关键。无独有偶，中国古代也强调"药食同源"，虽然他们当时对心脏病的理解与现代医学不同，但这些基本原则至今仍然适用。

子琳（眨着眼睛，好奇地问）：

陈医生，你脑袋里装的是不是百科全书啊？对了，我听说古时候的人对心脏病一知半解，简直就像是在猜谜语，这是真的吗？

陈罡：

是的，子琳。在古代，由于科学技术的限制，人们对心脏病的理解确实非常有限。例如，在中世纪，心脏病常常被归咎于"心脏着火"或"血液过热"。现在看来，这些理论很荒谬，但它们反映了当时人们对疾病的探索和尝试。

子琳:

心脏着火？这个说法真是太有创意了，为什么我想到了阿黛尔的歌词"There is a fire, starting in my heart"。我严肃点儿，**我们从什么时候开始对心脏病有了更深入的了解呢?**

陈罡:

随着时间的推移，现代医学逐渐发展出更科学的解释和治疗方法。17 世纪威廉·哈维发现了心脏和血液循环，19 世纪威廉·艾因特霍芬发明了心电图（ECG），极大地提高了对心脏病的诊断能力，而随着解剖学和病理学的发展，医生能够更准确地识别各种心脏病的发病机制。到了 20 世纪，心脏病学成为一个独立的医学分支，医学界开发了新的药物和治疗方法，如抗心绞痛药和心脏手术。现在有些时候，医学界甚至开始尝试用基因技术治疗单基因遗传的部分心脏疾病了。

子琳:

这真是太神奇了。从"心脏着火"这种古老传说，到现在的医学技术，简直就像是从巫术跳到了魔法学校！人类的"脑洞"和智慧，真的是无穷无尽。

陈罡:

是的，医学的发展就是一个不断探索和进步的过程，而每一项过于先进的技术在创造之始，都是如同魔法一般的存在。而我们每一个医生，都是这个过程的亲历者，都需要不断学习和成长，这就是我要去开学术研讨会的原因。

子琳：

原来如此。之前陈医生和我说过，心脏病患者也适合进行适度的日常活动。比如，可以进行一些温和的有氧运动，如散步、瑜伽、游泳或骑自行车。这些活动有助于增强心肌，改善血液循环。那我反过来问一下，**心脏病患者在日常生活中有没有什么顾忌呢？需要避免哪些活动吗？**

陈罡：

心脏病患者在日常生活中应采取审慎的态度，特别是参加体育活动时。剧烈运动，包括长跑、举重及高强度间歇训练，可能对心脏施加额外压力，增加心脏疾病恶化的风险。此外，重体力劳动，如搬运重物或长时间体力工作，同样可能对心脏造成负担，因为这些活动要求心脏泵送更多血液以满足身体需求。除了身体活动，心脏病患者还应避免承受过大的精神压力。压力和焦虑不仅影响情绪，还可能导致身体产生更多压力激素，如肾上腺素和皮质醇。这些激素的增加会提高心率和血压，对心脏产生不利影响。长期处于高压力状态可能增加心脏病发作的风险。

子琳:

陈医生不要说一大堆我听不懂的专业术语,对我来说,这些词就像魔法学校的"咒语",普通人听不懂。简单说来,陈医生说的是:对心脏病患者来说,要采用更为温和和适宜的方式来康复训练,不推荐高强度的体育锻炼,也要努力避免压力太大的状态。

陈罡喝了口咖啡,微笑着点了点头。

子琳:

对了,陈医生,这里是机场,我刚好有个关于这里的问题。**心脏病患者能否安全地乘坐飞机?**

陈罡:

这是一个好问题。就心脏病患者而言,如果病情处于稳定状态,并获得主治医师的明确许可,通常情况下是允许乘坐飞机的。然而,在计划飞行前,患者应主动咨询其主治医师,以确认是否存在飞行限制,并获取必要的预防措施建议,从而确保旅途安全。

子琳:

情况稳定和获得许可的前提下,相比在陆地上,飞行途中心脏病患者有没有什么特殊注意事项呢?

陈罡:

有啊，要听空姐的话，收起小桌板，打开遮光板，手机调至飞行模式……

子琳:

别开玩笑！我说的是相比健康人群，心脏病患者飞行时的特殊注意事项。

陈罡:

哈哈，好的。飞行中，患者应该保持充足的水分，避免脱水，因为机舱内的空气通常比较干燥。同时，要注意定期活动双腿，以促进血液循环，防止深静脉血栓形成。你可能听过"经济舱综合征"，指的就是长时间坐在狭小空间（如经济舱座位）内时，可能发生的下肢深静脉血栓。这种状况常见于长时间飞行或久坐的情况下。特别是心房颤动患者，他们更容易形成血栓，如果飞行的距离很长，出发前需要和主治医生确认，是否需要额外注射一支预防血栓的低分子肝素。此外，如果患者正在服用治疗心脏药物，就应该确保在飞行期间随身携带，并按照医嘱定时服用。

子琳:

这些小贴士太有用了。看来，即使是简单的飞行，也有很多学问在里面。我突然意识到，我们每个人都肩负着一份责任，去了解和维护自己的健康。

陈罡：

非常正确。通过学习健康知识，采取健康的生活方式，我们可以有效地预防疾病，提高生活质量。健康不是偶然的，而是我们每天选择和行动的结果。

子琳：

谢谢陈医生，我的航班在催我登机啦，祝你出差顺利，期待下次再听到更多有趣的医学故事。

陈罡：

也祝你旅途愉快。记得，无论身在何处，健康都是最重要的行李。

1.4 流行的心脏健康观念哪些是对的，哪些是错的？

在这个信息爆炸的时代，各种关于心脏健康的信息充斥着我们的日常生活。从网络文章到社交媒体，从健康杂志到电视广告，各种观点和建议层出不穷。然而，并非所有流行的观点都是基于科学和医学的事实。心脏病患者和关爱心脏健康的人需要辨别哪些观点是正确的，哪些观点是错误的。这不仅是一个知识性问题，更是一个关乎生命健康的问题。

静谧的深夜，子琳忙完一天的采访，坐在宾馆的窗前。她穿着一件宽松的针织衫，袖口有些微微的起球。眼前这座陌生的城市，灯光在远处闪烁，宛如夜空中的繁星。深夜的凉气透过窗户的缝隙悄悄袭来，子琳不禁缩了缩肩膀，她手中握着一杯温热的茶，目光依旧全神贯注地盯着电脑屏幕上那封即将发出的邮件。这是一个关于心脏健康的谜题，一个她迫切希望解开的谜题。

发件人：子琳

收件人：陈罡医生

主题：心脏健康观念的真伪

亲爱的陈医生：

你好！

我刚刚结束了一天繁忙的采访工作，此时正在感受着夜晚星空下的宁静。你看到这封邮件的时候，应该正在享受着异国清晨的阳光（不要装睡，看到了要快点儿回复我）。我想，时差和距离并没有阻隔我们对心脏健康话题的共同关注。

最近，我在采访中发现，关于心脏健康的信息非常混乱。人们对于如何维护心脏健康有着各种各样的观点，但似乎并不是所有的观点都是正确的。我想，这不仅是我的困惑，也是许多人的困惑。因此，**我希望借助你的专业知识，澄清一些流行的心脏健康观念**。

以下是我在采访中遇到的一些有趣的流行观念，关于它们是否站得住脚，我非常期待你的看法：

1. **每天一杯红酒有利于心脏健康**——在昨天的晚宴上，我听到了很多关于红酒的"心脏健康论"，这是否有充分的科学依据？

2. **巧克力是好东西，经常吃对心脏有好处**——你看看，我在晚宴上不仅被人劝酒，还被人劝要多吃巧克力，这有道理吗？

3. **为了心脏健康，需要尽早服用一些膳食补充剂**，比如辅酶Q_{10}和ω-3脂肪酸——一些广告大力推广心脏保健补充剂，这是否有过度夸大之嫌？

4. **相比于男性，女性得心脏病的可能性较小**——如果这是真的，我还挺幸运的。

5. 高血压是心脏病的危险因素，要经常去医院看看，**在医生面前测量血压才准确**——这个听起来像那么回事，确实如此吗？

期待你在百忙之中的回复，我会珍惜你分享的每一点儿智慧。祝你的旅程和会议一切顺利。

祝好

子琳

发件人：子琳

收件人：陈罡医生

主题：回复：心脏健康观念的真伪

子琳：

你好！

感谢现代科技，在这个充满朝气的清晨，我第一时间收到了你的邮件，感受到了你在宁静星空下的问候（我没想装睡，但时差让我想睡觉）。尽管我们相隔遥远，但对心脏健康的关注让我们的交流如此贴近。

现在，让我们一步步深入探讨你提出的心脏健康观念：

1. 红酒与心脏健康：

适量饮用红酒，特别是含有多酚和抗氧化剂的红酒，确实有研究表明有一定的心脏益处，这些潜在益处可能要归功于红酒中的抗氧化剂，尤其是白藜芦醇，它被认为可以减少炎症和氧化应激。然而，美国心脏协会（AHA）也明确指出，这些潜在益处并不足以鼓励不饮酒的人开始饮酒，因为饮酒还可能带来其他健康风险，如肝病和某些癌症。过量饮酒会增加高血压、脑卒中、肝病和其他健康问题的风险。总之，红酒并不是维持心脏健康的必要手段，均衡饮食和健康的生活方式更为重要。

2. 巧克力的摄入：

黑巧克力含有丰富的黄酮类化合物，这些成分有助于降低血压、改善血流和保护心血管系统。特别是可可含量在70%以上的黑巧克力，具有抗氧化作用，有助于减少动脉硬化风险。《欧洲营养学杂志》发表的一项研究发现，连续两周每天摄入富含黄酮的黑巧克力可以显著改善血管功能。

然而，这并不意味着可以大量食用巧克力。过多食用巧克力会导致摄入过量的糖和脂肪，反而对健康不利。适量食用黑巧克力是可取的，但需注意节制，每天不超过一小块（约 20 克）为宜。

3. 膳食补充剂：

辅酶 Q_{10} 和 ω-3 脂肪酸对心脏健康确实有益。辅酶 Q_{10} 是一种天然存在于体内的抗氧化剂，在细胞能量代谢中起着重要作用，尤其是在心肌细胞中。由于他汀类药物可能降低体内辅酶 Q_{10} 水平，部分研究指出，服用此类药物的患者可能受益于辅酶 Q_{10} 补充剂，但相关证据尚不充分。另一方面，ω-3 脂肪酸可以降低血脂水平，减少炎症反应，对预防心血管疾病有一定作用。

然而，是否需要补充这些营养素应视个人情况而定。对于有特定需求或缺乏这些营养素的人，补充可能有帮助，但盲目依赖膳食补充剂而忽视均衡饮食是不推荐的，补充剂不能替代均衡饮食，过量摄入某些补充剂（如辅酶 Q_{10}）可能会导致胃肠道不适和其他副作用。

4. 女性与心脏病风险：

女性在更年期前因雌激素保护作用，心脏病发病率确实低于男性。但不能因此掉以轻心，事实上，根据世界卫生组织（WHO）的数据，心脏病仍是全球女性死亡的首要病因，每年导致数百万名女性死亡。

更年期后，女性的心脏病风险逐渐增加，并且女性的心脏病症状往往不典型，如疲劳、气短、恶心、消化不良等，容易被忽视或误诊为其他疾病。因此，女性同样需要高度重视心脏健康，定期体检和保持健康的生活方式，特别是更年期后应密切关注心脏健康状况。

5. 高血压的监测：

长期高血压确实会对心脏和血管造成损伤，增加心脏病风险。定期监测血压至关重要，不仅限于在医疗机构进行测量，家庭中的定期血压监测同样重要。这有助于监控血压波动，避免"白大衣高血压"现象，即在医生面前因紧张、焦虑或压力导致的血压升高。

国际高血压学会（ISH）推荐家庭定期血压监测，作为高血压诊断和管理的重要工具。建议使用经过验证的家用血压计，并记录每日血压读数，以便向医生提供参考，从而更全面地评估和管理血压。每个人的身体状况都是独特的，因此在采取任何健康措施之前，最好咨询医生的专业意见。

期待你的回信，也期待听到更多你的精彩采访故事。愿你的每一个夜晚都有星空相伴，每一个清晨都有新的发现。

祝好

陈罡

子琳：心脏小笔记

以前我们只知道心脏是人体最重要的器官之一，一旦心脏停止工作，我们的生命就将终结。但通过这次对话，陈医生让我对心脏有了更为深刻的了解：心脏不仅是身体最勤劳的器官，也是一个非常容易生病的器官。一直以来，心脏病都是全球主要的健康杀手，但这并不意味着我们无法防患于未然。

我们一定不要忽视每年一度的健康体检。心电图、心脏彩超等检查看似常规又普通，却是帮助我们发现心脏病端倪的重要工具。许多心脏病在早期并没有明显症状，这些检查能够帮助我们发现心脏病，千万别偷懒。

我们还要关注身体发出的异常信号，尤其是陈医生提到的心脏病高危人群。胸痛、胸闷、心悸，甚至下颌或肩膀的疼痛，都可能是心脏问题的表现。高血压、高血糖和高胆固醇被称为"三高"，它们是心脏病的重要风险因素，有这些问题的人更要注意。好好配合医生，把这些指标保持在正常范围内是至关重要的。

小伙伴们听清楚，吃喝要讲究，陈医生详细说明了饮食要点，我就不赘述了。如果有朋友已经得了心脏病，那就更需要多方面遵医嘱！记住，适量运动、戒烟限酒、保持良好的心理状态是维持心脏健康的关键。心脏是一个精密的"泵"，我们的每一个健康习惯，都是为它提供更长久动力的最佳方式。

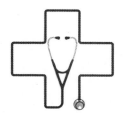

第 2 章
呼吸的奥秘

2.1 吸烟对肺部健康有哪些不为人知的影响？

在一家古朴的咖啡馆里，轻柔的爵士乐在空气中缓缓流淌，为清晨的悠闲时光增添了几分情调。子琳正埋首于一本医学史，她的眼神专注而深邃，仿佛能透过文字触摸到历史的脉络。阳光透过高大的窗户，洒在她的笔记本电脑上，映出淡淡的光晕。

"呼吸，是生命最基本的节奏。每一次深呼吸，都是肺部与外界空气的一次亲密接触。然而，在这看似简单的一呼一吸之间，隐藏着许多不为人知的奥秘。"子琳在笔记本电脑上敲下这句话，心中却对那些被烟草烟雾侵蚀的肺部感到一丝忧虑。

她抬起头望向窗外，思绪似乎随着飘动的云朵，飞向了遥远的国外。随即，她在微信电脑端给陈医生发了信息："你那边是不是晚上，还没有睡吧？我又有问题想请教你。"

随着微信的提示音，子琳的电脑屏幕上出现了陈医生的面孔。他坐在酒店的书桌前，透过他身后的落地窗，可以隐约看到窗外灯火通明的城市夜景，高楼大厦的灯光闪烁，偶尔有车辆的流光掠过。子琳调整了一下摄像头，让自己的表情更加清晰可见。

子琳：

陈医生，我正在准备一个关于肺部健康的节目，特别想深入探讨**吸烟对肺部的影响**。我知道吸烟会导致肺癌、慢性支气管炎、肺气肿等肺部疾病，但我想了解更多知识，以及广泛而深远的影响。

陈罡：

吸烟的危害确实广泛而深远。首先，烟草中的有害物质，如焦油、一氧化碳和多种化学致癌物，会损害肺部的细胞结构，导致肺组织的退化。长期吸烟还会影响肺部的气体交换能力，使得血液中的氧气含量下降，影响全身器官的功能。

子琳：

在我的节目中，我会说明这些内容，但其实，很多老百姓都知道这些知识。那么，除了对肺功能的影响，**吸烟还会引发哪些我们不太了解的问题呢**？

陈罡：

吸烟不但对肺部有直接的物理损害，还大大削弱了肺部的免疫功能。烟草烟雾里含有多种有害物质，会抑制肺泡巨噬细胞的正常功能。肺泡巨噬细胞是肺部的主要防御机制，负责清除吸入的有害物质和病原体。正常来讲，这些细胞能够有效识别并吞噬外来的微生物和颗粒物，以此保护呼吸系统不被感染。但是，吸烟者吸入烟草烟雾后，这些有害物质会明显抑制巨噬细胞的活性，致使其不能正常发挥防御功能，从而降低肺部的整体防御能力。这一过程不但增加了吸烟者患呼吸道疾病的风险，还让其更易受到空气污染物及其他外来物质的伤害。

子琳：

吸烟的危害真是触目惊心。除了我们常说的肺癌、心脏病等问题，原来它还会削弱肺部的免疫功能，让人更容易患呼吸道疾病和感染其他病原体。除了对肺部免疫功能的影响，吸烟还会有其他不好的影响吗？

陈罡：

说到免疫，吸烟与许多自身免疫病的发病有关。例如，类风湿性关节炎和系统性红斑狼疮等疾病在吸烟人群中的发病率明显高于非吸烟人群。有研究表明，烟草中的化学物质可能引发免疫系统的异常反应，致使机体对自身组织产生攻击性免疫反应，从而引发和加重自身免疫病的症状。所以，吸烟不但损害肺部健康，还会对全身免疫系统产生深远的不良影响，进一步加重吸烟者的健康负担。

子琳：

确实，这些研究结果为我们敲响了警钟，我希望通过我的节目，帮助观众更全面地了解吸烟的危害，尤其是那些不为人知的影响。陈医生，我刚才在看一本医学史，上面提到，吸烟曾经被认为是一种时尚，甚至是治疗手段，这是真的吗？

陈罡：

这的确是医学史上的一个有趣现象。在 16 世纪，烟草被引入欧洲，当时人们认为它具有一些药用价值。它甚至被用于治疗咳嗽、感冒、疼痛和消化不良等疾病。然而，随着医学科学的发展，特别是 20 世纪中叶以后，大量的流行病学研究揭示了吸烟与多种疾病存在关联。这一发现引发了公共卫生领域的一场革命，促使各国政府采取行动来限制烟草的使用。

子琳：

这种认识的转变，一定伴随着许多挑战和争议吧？

陈罡：

没错儿。医学界与烟草行业之间曾有过长期的斗争。烟草公司为了维护利益，曾试图掩盖吸烟的危害。但随着证据的积累，公众对吸烟危害的认识逐渐加深，现在，我们有了更多的法规和公共健康运动来减少吸烟行为。

子琳：

我深有感触。陈医生，说到这里，我还想问，烟草是成瘾物质，**想劝阻人们戒烟是很难的事，有没有什么行之有效的办法呢**？

陈罡：

想要让烟民戒烟，需要从两个方面努力：第一个方面，要让人们认识到吸烟的危害，了解戒烟的益处；第二个方面，社会环境的影响，这由我们人类本身的思维方式决定。在我们记忆信息的过程中，信息本身固然重要，但和要记忆的信息同时出现的其他信息也会产生很大影响。

子琳：

我有点儿不理解这段话，你能举一个例子吗？

陈罡：

比如说，纸质书的内容比电子书更容易记忆。因为电子书的信息是数字化的，你能随意改变字体、颜色和行间距，这次看和下次看，这些都可能发生变化。也就是说，书的内容和字体等因素之间不会建立明确联系。而纸质书不同，纸张的手感、文字在书页的位置、字体、页码等，都会在你记忆里与书的内容建立联系，从而让你对信息本身产生更为直观的印象。

子琳：

我明白了。所以，陈医生的意思是，宣传吸烟的危害固然重要，但是，**在社会范围内形成戒烟的大环境也是不容忽视的事情，甚至有时比宣传戒烟本身更重要。**

陈罡：

你的理解是对的。再举个例子，如果一部电影的女主角无比美丽优雅，她坐在餐桌前巧笑倩兮、美目盼兮，这时候她拿出烟来吸一口。于是，在影迷的眼里，吸烟和优雅就无意间被联系到一起。这当然是戒烟宣传的典型反例。而事实上，这个熟悉的场景就是奥黛丽·赫本主演的电影《蒂凡尼的早餐》的经典剧照。

子琳：

是啊，如果我们生活在充斥着这种影视作品的环境里，戒烟当然会受到很大的阻力。所以，想要**树立全民戒烟的意识，就必须在环境因素上多下功夫。**

陈罡：

值得欣慰的是，我们已经在改善吸烟环境这件事上付出了诸多努力。例如在烟盒上标注"吸烟有害健康"，还有许多城市已禁止在公共场合吸烟，这些都是为消除吸烟环境所做的努力。

子琳：

看到这些积极的公共卫生政策，我相信我们会朝着一个更健康的社会迈进。帮助和鼓励更多人选择健康的生活方式，也是我一直以来追求的目标。

2.2　空气污染如何影响我们的呼吸系统？

　　呼吸，是我们与世界交流的本能方式。每一次清新的空气进入肺部，都是生命的一次更新。然而，在快速发展的现代社会中，空气污染正悄然侵蚀着这份自然的赠予。看不见的微小颗粒，闻不到的有害气体，都在无形中影响着我们的呼吸系统，甚至影响整个身体的健康。

　　周末清晨，微风轻拂，子琳沿着城市公园的小径慢跑，感受着运动带来的活力。她喜欢这个时刻，当世界还在慢慢苏醒时，她已经在路上。但今天，她抬头望向天空，发现本应清澈的蓝天被一层淡淡的雾霾所笼罩，不再那么明朗。子琳放慢了脚步，缓了几口气。作为健康主持人，她当然知道，这不仅是一个关于天空颜色的问题，更是一个关乎每个人呼吸健康的严峻话题。

　　她想了想，直接给陈医生拨通了电话。

子琳：

陈医生，知道你开会回来了。想必在时差的影响下，此时的你会有些犯困。为了帮助你下周能更好地进入正常工作状态，我直接按中国时间把你唤醒了。

陈罡：

我谢谢你啊。这回，有什么事情困扰了你呢？

子琳：

陈医生，其实我在晨跑时被今天的天空颜色困扰了。雾霾让原本清澈的蓝天变得朦胧，这不禁让我思考，这样的空气质量对我们的呼吸健康有什么影响？我想请教的是，**空气污染具体是如何影响我们的呼吸系统的？**

陈罡：

是啊，空气污染确实是一个重要的公共健康问题。空气中的污染物，如颗粒物、二氧化硫、氮氧化物等，会通过呼吸道进入我们的肺部。颗粒物，特别是细颗粒物（PM2.5），可以深入肺泡，造成局部的炎症反应。长期暴露在这种环境下，会导致慢性支气管炎、哮喘，甚至肺癌的风险增加。

子琳：

PM2.5 是我们这些年常常听到的一个新词。这类细颗粒物能够深入肺泡并引发炎症，听起来非常令人担忧。我想进一步了解，**这些颗粒物具体是如何损害肺部的？** 它们如何从呼吸道进入肺组织，又在肺泡中造成什么样的影响？

陈罡：

PM2.5，这个术语中的"PM"代表"颗粒物"（Particulate Matter），而"2.5"指的是这些颗粒物的直径大约是 2.5 微米或者更小。因为这个尺寸的颗粒物足够小，可以穿透人体的自然防御机制，沿着气管进入支气管，最终沉积在肺泡中。

这些颗粒物之所以对健康构成威胁，是因为它们可以携带有毒物质，如重金属污染物、化学致癌物和病原体。PM2.5 进入肺泡后，还会激活免疫系统，导致炎症反应。长期暴露于高浓度的 PM2.5 环境中，这种慢性炎症反应可能会引发或加剧慢性呼吸系统疾病，如慢性阻塞性肺疾病和哮喘。此外，一些研究表明，长期暴露于 PM2.5 可能增加患肺癌的风险。

子琳：

陈医生，除了 PM2.5，我还听说过"PM10"这样的术语。为什么我们特别关注的是 PM2.5 呢？

陈罡：

子琳，我考你一个问题，PM2.5 和 PM10 是完全不一样的颗粒物吗？

子琳：

名称不一样，应该是指两种不一样的东西吧？

陈罡：

不对，PM10 和 PM2.5 并不是完全独立的。和 PM2.5 的命名一样，PM10 是指直径为 10 微米或者更小的颗粒物，因此在多数情况下，PM10 包括了 PM2.5。PM10 主要来源于沙尘暴、道路扬尘和工业排放，由于颗粒较大，它们可能不会像 PM2.5 那样深入肺部的细小气道和肺泡。即便如此，它们也还是会刺激呼吸道，引起咳嗽、喉咙痛和眼睛刺激等症状。

子琳：

你这么一说，让我意识到空气污染物的多样性。我很好奇，这些细小的颗粒物，除了影响我们的肺部，是否还有其他健康风险？我知道，肺泡这么细微的结构中，有丰富的毛细血管，PM2.5 有没有可能通过血液循环影响我们的其他器官呢？

陈罡：

是的，PM2.5 的尺寸这么微小，它们确实有可能通过肺泡中的丰富毛细血管进入血液循环，进而影响全身各个器官。

一旦 PM2.5 进入血液，它们就可以被运输到身体的其他部位，包括心脏、大脑和其他重要器官。研究表明，这些颗粒物可能会增加心血管疾病的风险，导致动脉粥样硬化的进程加速。一些研究还发现，PM2.5 暴露与神经退行性变性疾病，如阿尔茨海默病有关。国内的研究还提到，PM2.5 导致某些类型的肾病发病率增加。总的来说，尽管还需要更多的科学证据来解释因果关系，至少我们已经认识到，PM2.5 是潜在的健康威胁。这也是全球各地的公共卫生机构都在努力减少空气污染，提高空气质量的原因。

子琳：

现在，我更加明白了 PM2.5 对健康的广泛影响。但我们也知道，空气污染问题并非一朝一夕能够解决。**历史上，我们人类是如何应对和治理空气污染的呢？有没有什么成功的案例可以分享？**

陈罡：

确实，空气污染治理是一个长期的复杂过程。历史上，最为著名的案例之一便是英国的《清洁空气法案》。1952 年，伦敦发生了一起严重的空气污染事件，被称作"大烟雾"（Great

Smog），致使数千人死亡。这一事件震惊全球，也促使英国政府于 1956 年通过了此项具有里程碑意义的法律，在减少工业排放和家庭取暖污染源方面发挥了关键作用。

此外，1970 年，美国成立国家环境保护局，并制定了《清洁空气法》，旨在控制空气污染，包括对汽车尾气排放和工业污染的严格限制。

"绿水青山就是金山银山。"这句我们耳熟能详的话，不只是对自然美景的赞美，更是对可持续发展理念的深刻领悟。

子琳:

我们期待环保措施逐步奏效。那么在个人层面，我们能做些什么来保护自己尽量少受空气污染影响呢？

陈罡:

个人防护十分关键。首先，要关注空气质量报告，空气质量不好时尽量少外出。其次，若在空气污染严重的天气需要外出，佩戴合适的口罩，可有效过滤空气中的颗粒物。在室内，使用空气净化器能够提高室内空气质量。此外，采取绿色出行方式，例如骑自行车或者使用公共交通，减少私家车的使用，能够助力减少空气污染。同时，支持并参与植树等环保活动，也是我们每个人能够为改善空气质量做出的贡献。每个人的小行动汇聚起来，就是强大的力量。

子琳:

所以，今天空气污染比较重的时候，陈医生是不是建议我不要继续外出跑步了？

陈罡:

是的，户外运动时，我们的身体吸入污染物的风险会增加。你可以考虑在室内进行一些低强度的运动，比如瑜伽、健身操，或者使用跑步机。同时，要确保室内有良好的通风或使用空气净化器。

子琳:

好的，陈医生，听你的。这种天气，我就不出去当"人肉吸尘器"了。我问完了，你继续补会儿觉吧。

2.3 为什么在高山上我们会感到呼吸困难？

　　在遥远的高原，天空湛蓝，空气清新，子琳带着满腔热情来到这里，准备主持一场特别的户外节目。然而，这片令人向往的土地，在无声中给她带来了前所未有的挑战。在主持活动中，她开始感受到呼吸的艰难，每一次深呼吸都像是在与稀薄的空气抗争。最终，这种不适演变成了紧急情况，她不得不中断节目录制，被送往医院接受吸氧治疗。

　　在病床上，子琳的心情复杂。她既感激医疗团队的及时救助，又对这突如其来的急性高原反应感到困惑。她知道，这不仅仅是个人的体验，更是一个值得深入探讨的医学话题。

　　在一封深夜发送的邮件中，子琳向陈医生描述了自己的经历，并提出了关于高海拔地区对人体影响的疑问。为何在这些接近天空的地方，我们的身体会有如此明显的反应？

邮件在静谧的夜晚穿越千山万水，到达陈医生的邮箱。

发件人：子琳

收件人：陈医生

主题：在高原上喘不过气的主持人求解救！

陈医生：

在这遥远的高原，我本应该像一只欢快的羚羊在山间跳跃，但现在，我更像是一只喘着粗气的小兔子。是的，我遇到了传说中的高原反应，它让我的节目录制不得不按下暂停键，我也被迫成了医院里的病号。

现在我很惨，不想打电话，因为我说话不连贯。

我一边吸着氧，一边思考：

1. 高原地区的低氧环境是如何影响我们的呼吸系统的？

2. 我听说深呼吸能缓解压力，但在高原上，深呼吸似乎只能增加我的呼吸频率，这是怎么回事呢？

3. 有没有什么"高原生存秘籍"，能让我像本地人一样如鱼得水地自在行动？比如，我可不可以吃红景天？

4. 经历这次教训后，我需要做些什么才能快点儿恢复，继续我的工作？

请帮我从这喘不过气的困境中解脱出来。期待回复。

保重

高原上喘气的

子琳

邮件刚发出没多久，手机震动，子琳收到了陈医生简短而温馨的回复："子琳，看到你的邮件，我能感受到你的困境。别担心，我们可以用一种特别的方式交流。电话里，你不需要说话，只要听着，我会帮你解答所有的疑惑。准备好了吗？我这就拨通电话。"

很快，电话铃声响起，子琳按下接听键，陈医生平和的声音透过听筒传来，他开始了一场特别的"单向对话"。

陈罡：

子琳，你在听吗？慢慢吸氧，放松。

首先，我想告诉你，高原反应是很多人在高海拔地区都会遇到的，你的感受完全正常。现在，让我一步步来解答你的困惑。

当我们到达高海拔地区时，空气中氧气含量减少，这对我们的身体来说是全新环境。想象一下，你的肺部在海平面工作得很顺利，但在这里，它们需要在氧气少的情况下工作，就像习惯了资源充足的工厂突然面临原材料短缺。这就需要肺部更努力工作以获取足够氧气，所以你会感到呼吸困难。主持活动时，你身体消耗的氧气量更多，因此更易出现呼吸困难的情况。

在很多时候，深呼吸能帮助我们放松，但在高原上，它可能反而让你更快地消耗有限氧气。这种情况下，试着做些平稳、有节奏的呼吸，像做温柔的瑜伽练习，让身体有时间适应新呼吸节奏。

关于"高原生存秘籍"，其实没什么特别的秘诀，关键是给身体足够时间来适应环境变化。这意味着逐渐增加活动量，别急于剧烈运动，保持充足水分，因为高原干燥可能加速身体脱水。同时，保证充足休息，让身体有时间调整恢复。活动量突然增加时，最好准备好供氧设施。

红景天是一种传统草药，据称能帮助身体适应高海拔环境。然而，关于它的研究结果不一致，一些研究显示效果有限。我想强调，红景天不应被视为预防高原反应的主要手段。即便要用红景天，也应与其他预防措施一起使用。

最后，关于你如何快点儿恢复工作，我的建议是，别急于求成。完全适应高原环境且没有任何高原反应症状后，再考虑恢复工作。在此之前，如果可能，这次身体恢复后，做些轻松的活动，比如散步，让身体逐步适应。

同时，要记得和医疗团队保持沟通。我的高原同行肯定会照顾好你。

高原上的每一步都是你人生旅程独特的一部分。虽然现在你可能感到难受，但这些经历最终会让你更勇敢。我在这里给你鼓劲儿，随时准备回答你的任何问题，提供你需要的帮助。

再见。

电话挂断后，子琳静静地躺在那里。她闭上眼睛，让心灵沉浸在这份宁静与力量之中，期待在不久的将来能以更饱满的热情重返她热爱的舞台。

2.4 季节变化对呼吸系统有什么影响，我们应如何预防？

　　自然界的每一次呼吸，都是一场无声的交响，而季节的变换就像是乐章中忽高忽低的旋律，在和谐之间夹杂着变奏。

　　当子琳从遥远的高原归来时，她的心中充满了感激。在那片接近天空的地方，她曾经历了一场意外的高原反应，是陈医生的及时指导和专业建议，让她得以在稀薄的空气中重新找到呼吸的节奏。带着对陈医生深深的谢意，子琳精心挑选了一份来自高原的礼物，准备亲自送到他的手中。

　　在陈医生的办公室里，阳光透过百叶窗洒下斑驳的光影。子琳轻手轻脚地走进来，手里拿着一个精心包装的小盒子，脸上带着微笑。

子琳：

陈医生，我回来了。在高原的时候，如果没有你的帮助，我可能无法那么快地适应那里的环境。这是我从高原带回来的一份小礼物，感谢你。

陈罡好奇地接过盒子，打开一看，里面整齐地排列着一系列植物标本，从山脚下的阔叶树到山顶的耐寒花朵，代表着不同海拔的生态。

陈罡：

这份礼物太有心了，充分展示了大自然的多样性。

子琳：

这份礼物的名字叫"四季"，它代表着生命在不断变化的环境中的美妙。我由衷期望陈医生，一年四季都能像这些植物一样，顺应时势且蓬勃向上。

不过，陈医生，我也注意到一件事，**我们的呼吸系统在一年四季中会面临不同的考验**。你看，春季万物复苏，空气中花粉和霉菌孢子的浓度升高，过敏体质的人更易出现过敏性鼻炎或哮喘等症状。夏季高温多湿，可能促进细菌和病毒繁殖，增加呼吸道感染的风险。秋季气候干燥，可能刺激呼吸道黏膜，导致喉咙痛和咳嗽。冬季寒冷的空气以及室内暖气的使用，不仅会让呼吸道黏膜干燥，还可能加剧已有的肺气肿等病症。

陈罡：

你的这个观察角度还真挺有意思的。诚如你所说，每个季节都有其特定的环境因素，影响着我们的健康。呼吸系统脆弱的人，在不同季节需要采取不同的应对措施。

子琳：

陈医生，快详细说一下这些应对措施吧。

陈罡：

你提到的四季变化对呼吸道的影响，的确需要我们精心应对。春季，花粉飞扬，过敏体质的人需格外注意。家里放置空气净化器，出门佩戴口罩，这些均可减少过敏反应。一旦出现症状，要及时就医，按照医嘱使用抗过敏药物。

夏天，高温且潮湿，易滋生细菌和病毒。此时要保持个人卫生，勤洗手，避免长时间处于空调房，注意通风换气。多喝水，助力身体调节。若出现呼吸道感染症状，应及时就医。

秋天干燥，呼吸道黏膜易受损。这时，加湿器便能发挥作用，保持室内湿度很有益处，同时要注意多喝水，这对缓解喉咙痛和咳嗽颇有助益。倘若嗓子不适，可以含一些润喉糖或喝些温和的饮品。

冬天，室内外温差较大，要注重保暖，防止冷空气刺激呼吸道。室内使用加湿器，保持空气湿润。慢性呼吸道疾病患者，例如哮喘或慢性阻塞性肺疾病患者，务必要遵循医嘱，规律用药，以防疾病加重。

子琳：

如此看来，保持吸入空气的干净卫生，并且保持良好的温度和湿度，对呼吸道是大有帮助的。对于春季的**花粉症**，我还想帮我的朋友多问一句，这时候需要到呼吸科还是变态反应科就诊？

陈罡：

春季的花粉症，通常表现为过敏性鼻炎或哮喘等过敏症状。在这种情况下，选择变态反应科更为合适，因为他们专门处理各类过敏问题，能提供更专业的诊断和治疗方案。当然，如果症状主要表现在呼吸道，像咳嗽、气喘等，呼吸科也是不错的选择。

通常，变态反应科的医生会建议做过敏原检测。确定具体的过敏原后，会提供避免接触的建议，还可能采用免疫疗法或者说过敏原疫苗，即常说的脱敏治疗。当然，还有一些传统的抗过敏药物，如抗组胺药、鼻喷剂或吸入剂，都可以用来缓解症状。

子琳：

我第一次听说"**过敏原疫苗**"这个词，陈医生能多说两句吗？

陈罡：

　　当然可以。所谓的过敏原疫苗，其实是免疫疗法的一种，也称过敏原特异性免疫治疗。这是一种长期的治疗策略，旨在降低患者对特定过敏原的敏感性。

　　在治疗过程中，医生会依据过敏原检测的结果，选取相应的过敏原提取物，接着配制成疫苗，再以逐步增加剂量的方式给药。借由这种方法，患者的免疫系统会渐渐适应这些过敏原，从而减少过敏反应的发生。

　　这种治疗要过一段时间才会生效，通常需要数月以上。效果理想的话，能够显著改善过敏症状，减少抗过敏药物的使用，提升生活质量。当然，这种疗法并不适合所有人，需由专业医生依照患者的具体情况来施行。

子琳：

　　说到疫苗，每年冬春流感季节，我们都会提及**流感疫苗**的注射。流感疫苗是如何制成的？这种手段**对于患有呼吸道疾病的患者是否更为重要**呢？

陈罡：

　　流感疫苗的制作是一个科学且精细的过程。每年，世界卫生组织会依据全球流感监测数据和病毒的抗原特性，预测下一个流感季节中可能流行的病毒株。然后，这些病毒株会被送至各个国家的疫苗生产厂商，厂商们利用这些病毒株来制作疫苗。

疫苗的制备方法主要有两类：一类使用灭活病毒，另一类使用减毒活病毒。在灭活疫苗里，病毒被彻底杀死，而在减毒活疫苗中，病毒仍存活但已不具致病性。当下，大多数流感疫苗采用的是灭活病毒，而且疫苗都涵盖了病毒的抗原成分，这些成分能够促使人体的免疫系统产生反应，却不会引发疾病。

就患有呼吸道基础疾病的患者而言，接种流感疫苗极为重要。这类患者一旦感染流感，病情通常会更严重，住院和死亡的风险也更高。流感疫苗能够显著降低这些风险，减少急性加重病症的出现。

子琳:

另一方面，接种流感疫苗不但能保护接种者自身，还能通过降低流感病毒的传播，间接保护那些因年龄或健康状况无法接种疫苗的人，这就是**群体免疫**效应。陈医生，我说得对吗？

陈罡:

你说得非常对。另外，无论在哪个季节，健康的生活方式都最为重要。要吃得均衡，适量运动，保证充足的睡眠以增强体质，这些都是我们日常应当注意的。当然，定期前往医院体检，特别是对于有呼吸道病史的朋友，更是不能忽视。

子琳：呼吸小笔记

我们时刻都在呼吸，我们的肺和心脏都是"劳模"。陈医生的一番话，不仅是警钟，更是行动的号角，提醒我们要珍惜每一次呼吸，保护好我们的呼吸系统。

来，朋友们，让我们一起回顾一下陈医生的金玉良言。首先，吸烟的危害，远不止你看到的那些。它不仅会导致慢性支气管炎、肺气肿等肺部疾病，更在悄无声息中削弱我们的肺部免疫功能，增加了我们患呼吸系统疾病的风险。吸烟还与许多自身免疫病有关。更别提那些潜伏在烟草中的致癌物，它们是肺癌的隐形推手。

戒烟，虽然难如登天，但为了我们的肺，为了我们的健康，这场硬仗我们必须赢！除了戒烟，平时对呼吸系统的保护也不能掉以轻心。空气质量不佳时，记得佩戴口罩，或者尽量减少外出，让空气清新成为我们的日常。季节更替时，也要注意保护好自己，及时接种流感疫苗，尤其是那些已经患有呼吸系统疾病的患者，更要把疫苗接种提上日程。

我们不仅要听陈医生的建议，还要行动起来。希望每个人都能让健康的肺部成为我们身体的骄傲。让我们一起为拥有一个更加强壮的肺而努力，让每一次呼吸都充满生命的活力和清新的空气！

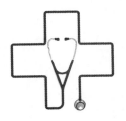

第 3 章
消化的旅程

3.1 为什么有些人吃再多也不胖？

夏日炎炎，阳光透过树叶缝隙洒下迷离光影，微风带着热浪轻拂城市的每个角落。在这个充满活力的季节，人们纷纷换上轻薄衣装，享受户外清新的空气和明媚的阳光。子琳也不例外，她翻出 2023 年夏天那条轻盈的连衣裙——那是她最喜欢的衣服，穿上就会让她既自信又舒适。

当她满怀期待穿上这条裙子时，发现拉链拉到一半就卡住了。子琳站在镜子前，尝试调整呼吸，轻轻吸气，希望能将拉链拉上。然而，今年的她和去年相比显然有了些许变化。这条她曾经轻松驾驭的连衣裙，如今不那么"友好"了。

这不禁让子琳陷入沉思：为何有些人似乎能无视季节变化，始终保持令人羡慕的苗条身材，而另一些人却得面对体重起伏和衣服尺寸的挑战？是不是有些人真有"吃不胖”的神奇体质，而其他人注定要在美食与体重间不断挣扎？

苦恼之余，子琳给陈医生发了微信。

子琳：

陈医生，夏天的脚步悄然而至，但我似乎被它遗忘了。去年还能轻松驾驭的连衣裙，今年却穿不上了。为什么我无法抵抗季节性的体重游戏？（一个哭泣表情）

陈罡：

（一个安慰的表情）子琳，别担心，夏天对很多人来说都是一个挑战。现代的都市生活给体重管理带来了不小的挑战。事实上，对很多上班族来说，控制体重是一个老生常谈的话题。

子琳：

你的意思是，**现代生活使得很多脑力劳动者更加难以管理体重**？这是为什么呢？

陈罡：

没错儿，子琳。你听说过一个词叫“压力肥”吗？现代生活节奏加快，工作压力增大。不规律的饮食和缺乏运动已成常态，这些都是导致体重增加的潜在因素。此外，环境因素以及个人心理状态，比如焦虑和抑郁，也可能影响食欲和代谢，从而影响体重。

子琳:

"压力肥"这个词真是形象。前一段时间，我确实在赶一个项目的进度，工作压力增大，就很容易贪吃，尤其是对那些高热量的零食毫无抵抗力。而且，工作忙起来的时候，根本就没时间，也没精力运动。

陈罡:

压力大的时候，"贪吃"并非你的错，而是体内激素在捣鬼。当人们处于压力状态时，体内的皮质醇水平会上升。这种应激激素会增强食欲，尤其会让你更渴望高糖和高脂肪食物。不仅如此，皮质醇还会促使脂肪在腹部存储。

当然，我们不能失之偏颇。压力只是导致肥胖的一个因素，实际上，人体的体重调节是一个高度复杂且受多种因素影响的过程。基础代谢率（BMR）是重要的考量因素，它指的是在静息状态下，身体维持基本生理功能所需的能量。一些人的基础代谢率较高，即便在静息状态也能消耗更多热量。另外，遗传因素也起着重要作用。研究表明，基因在一定程度上决定了一个人对饮食和运动的反应。有些人天生就具备较高的脂肪燃烧效率，即便摄入较多食物也不会明显增重。

子琳:

你说了这么多，其实是不是想说，我注定就比别人容易胖呢？那我该怎么办？

陈罡:

我们常说"遗传把子弹上膛，环境扣动扳机"。实际上，有很多方法能助你更好地管理体重。关键在于，再忙也别忘了保持运动，这不但能帮你消耗更多热量，还可以增加肌肉量，进而提高基础代谢率。建议每周开展至少 150 分钟的中等强度有氧运动，像快走、游泳或者骑自行车，同时搭配一些力量训练来增加肌肉质量。

子琳:

陈医生，运动这一点，我争取努力做到吧。其实，我并非不知道运动的重要性，只是有时会想，**现代医学这么发达，为何就没有特别简便的方法，能让人想吃就吃，还能轻轻松松地保持苗条身材。**

陈罡:

子琳，我理解你的困惑。的确，现代医学在诸多领域取得了显著进步，然而，体重管理仍需我们对生活方式进行长期且持续的调整。不过，医学研究一直在不断探寻新的可能性。比如，近年来针对肠道菌群的研究为我们带来了新的视角。

子琳：

哦？肠道菌群和体重管理也有关系吗？

陈罡：

是的，越来越多的研究表明，肠道菌群与我们的体重和代谢健康关系密切。人体内的肠道菌群不仅参与消化，还能影响能量的吸收与储存。一些特定的菌群可能会增加能量吸收，使人更易发胖。医学界正在探索通过调整肠道菌群来帮助控制体重的方法，比如在有些研究中，将健康人群的肠道菌群移植到肥胖人群体内，可以实现对肥胖的改善。当然，这些目前还处于初步阶段，但未来充满希望。

子琳：

我明白了。肠道菌群有潜力，但短时间内用不上，现代医学还有没有其他方法？比如，**我听说有一种叫司美格鲁肽的药物，可以帮助控制体重？**

陈罡：

确实，市面上有一些药物能够帮助控制体重，比如你提到的司美格鲁肽。这是一种胰高血糖素样肽-1（GLP-1）受体激动剂，能够增加饱腹感，进而减少食物摄入。不过，子琳，我要强调的是，这些药物并非万能的，它们通常被用于那些因肥胖而具有高健康风险的患者。是药三分毒，它们也存在潜在的副作用，必须在医生的指导下使用。

子琳:

我明白了，陈医生。我不想依赖药物，我会从**改变饮食和运动习惯开始**，同时**保持良好的心态**，让压力远离我。

陈罡:

这是一个非常明智的决定。每个人的身体都独具特色，找到适合自身的方法最为重要。祝你在这个夏天，不光能穿上心爱的连衣裙，还能尽情享受健康与活力。

子琳:

如果不能瘦到穿上那条连衣裙，这个夏天我就不见你了。

3.2 胃溃疡和压力之间有何联系?

胃溃疡,这个悄然无声的胃部侵袭者,常常在不经意间向我们的健康发起挑战。它宛如一位不请自来的客人,打破了胃黏膜的平静,留下令人不适的痕迹。胃溃疡不只是一种常见的消化系统疾病,更是一种警示,提醒我们留意在忙碌生活中被忽视的健康管理。

这段时间,每当工作压力如潮水般涌来,子琳的胃就会开始无声抗议,仿佛在诉说着被忽略的辛酸。子琳从胃部的细微不适中体会到了另一种生命的脆弱,终于决定走进医院,接受胃镜检查。那一刻,她的心犹如悬挂在悬崖边,既期待又害怕即将揭晓的真相。医生告知她,虽然胃黏膜受到了一定刺激,但幸运的是还未发展成胃溃疡,她感到一种难以言表的释然,同时也产生了一种新的困惑。

这天晚上，刚从医院回来，她拨通了陈医生的电话，声音中带着一丝疲惫和不安。

子琳：

陈医生，这段时间我感到胃不舒服，今天刚做了胃镜检查，虽然医生说不是胃溃疡，但我感觉还是有点儿不舒服，心里也有点儿乱。你能和我聊聊吗？

陈罡医生的声音透过电话传来，带着深夜的宁静和专业的平和。

陈罡：

子琳，之前你曾经提过自己偶尔会胃痛，还让我和心脏病的疼痛做区分，我应该早点儿提醒你注意胃部健康。今天的胃镜似乎让你感到有些不安。先放松，告诉我，你现在感觉怎么样？

子琳：

陈医生，我现在就是有点儿难受，但说不太清楚，其实今天做胃镜的时候，我心里特别紧张，幸亏医生说我的胃黏膜有些红肿，还没有发展到胃溃疡的地步。我之前总觉得胃疼忍忍就过去了，没想到它这段时间变得有些厉害。你能告诉我**为什么会有这些症状**吗？

陈罡：

我理解你的感受。其实，胃部疾病在现代社会中非常普遍，你提到的胃黏膜红肿，可能是慢性胃炎的表现，如果不注意，长期下去确实有可能发展成胃溃疡。

胃溃疡是由胃黏膜受损引起的，而这种损伤可以由多种因素引起。最常见的原因之一是幽门螺杆菌感染，幽门螺杆菌会破坏胃黏膜，让它变得更容易受到胃酸的侵蚀，进而形成胃溃疡。另外，长期使用非甾体抗炎药，比如阿司匹林、布洛芬等，也可能导致胃黏膜受损。

子琳：

陈医生，你说得对，今天做胃镜的时候，医生给我做了幽门螺杆菌的检查，然后给我开了好几种药，让我服用一段时间。

陈罡：

很好，这说明医生已经为你制定了治疗方案。通常，如果检测出幽门螺杆菌感染，医生会开具一种被称为"三联疗法"或"四联疗法"的治疗方案，这包括了使用抗生素来消灭细菌，还会配合抑酸药（比如质子泵抑制剂）来减少胃酸的分泌，帮助修复胃黏膜。

你在服用这些药物的同时，也要注意饮食和生活方式的调整。这段时间，尽量吃清淡、易消化的食物，保持规律的饮食习惯，不要过饥或过饱。

子琳：

没想到这种胃里面的小细菌，居然给我带来了这么多的困扰。胃里面有那么多胃酸，它们是如何生存的？

陈罡：

幽门螺杆菌是一种在胃酸环境中生存的细菌，人们经历了漫长过程，才发现它与胃溃疡之间的关系。

早在古埃及和古希腊，人们就已记录胃痛和消化不良的症状，其中部分胃痛很可能就是胃溃疡导致的。19 世纪末，医生开始发现胃酸和胃溃疡的联系，但当时还没有幽门螺杆菌的概念。

真正的突破出现在 20 世纪 80 年代，澳大利亚医生巴里·马歇尔和罗宾·沃伦发现了幽门螺杆菌，并证明了其与胃溃疡的关系。马歇尔甚至直接喝下含有幽门螺杆菌的溶液，之后自己得了胃病，由此证明这种细菌能导致胃炎和胃溃疡。这一发现彻底改变了医学界对胃溃疡的认知，最终他们获得了 2005 年诺贝尔生理学或医学奖。

子琳：

真是难以置信，陈医生，那位医生为了证明细菌能引起胃溃疡，竟然亲自喝下它们。这种为科学献身的精神太令人敬佩了！不过，话说回来，我现在想想，**胃病会不会和我这段时间工作压力大有关呢**？

陈罡：

　　子琳，你提到的压力本身不会引起胃溃疡，但它可能通过其他途径增加胃病的风险。压力过大和过于焦虑，会使我们的神经系统和激素水平发生改变，可能增加胃酸的分泌，使胃黏膜更容易受到损伤。另外，压力还可能影响我们的饮食习惯，而这种不健康的饮食习惯也可能加剧胃部不适。

子琳：

　　看来，在这个快节奏的时代，**我们的心灵和身体同样需要关怀和呵护**。胃溃疡与压力之间的联系，可能不是表面上的生理互动，而是心灵深处的呼唤。

陈罡：

　　你这般富有艺术感地表述，听起来的确有些道理。虽说过去胃病比较难治，但现代医学已有较为有效的治疗手段。只要依循医生的建议治疗，同时调整生活习惯，绝大多数的病情都能良好地控制乃至治愈。这段时间你要好好服药，接受规律治疗，工作再繁忙，也别忘记调养好自己的身体。

子琳:

遵命。

陈罡:

刚刚做完胃镜，辛苦了，要不我周末去看看你吧？

子琳:

不要！我要先减肥，现在还不能穿进那条连衣裙呢。

3.3　非酒精性脂肪肝是如何形成的，应如何预防?

　　当我们赞叹消化系统的巧夺天工时，不禁对那些默默支撑着生命活力的器官充满敬意。肝脏是我们身体内勤劳的"化工厂"，不仅负责解毒、储存能量，还参与消化等多种生理过程。然而，如果有过多脂肪堆积在肝细胞中，原本勤劳的肝脏就会受到威胁，非酒精性脂肪肝（全称为"非酒精性脂肪性肝病"）便悄然形成。脂肪肝不再只是那些沉溺于酒精的人需要担忧的疾病，它跨越了年龄、性别和社会阶层，成为全球公共卫生的一大挑战。

　　近期，子琳单位组织了一次体检，她的一位闺密身体苗条，从不饮酒，却被诊断出脂肪肝。这个消息在子琳的心里泛起涟漪，她意识到，非酒精性脂肪肝并不是只有特定人群才需要关注的疾病。子琳想针对这个话题做一期节目，这个周末，她和陈医生通了视频电话。

子琳:

陈医生，周末好。我又来求助啦，这一周，我们单位进行了体检。

陈罡:

你好，子琳，你看起来一点儿也不胖，我实在想不出，那条你穿不上的连衣裙的尺寸有多小。这一回，你的身体又出现了什么小问题？

子琳:

并没有！出问题的是我的闺密，她的身材一直很苗条，她也不喝酒，却在体检中查出脂肪肝。这让我挺震惊的，我打算做一期节目来探讨这个话题，希望你能帮我解答一些专业问题。

陈罡:

当然可以，子琳。非酒精性脂肪肝确实是一个值得关注的话题，而且它的确可能影响到很多人，无论体型或饮酒习惯如何。首先，我们需要了解肝脏的功能和它如何处理脂肪。

很早以前，人们就认识到肝脏在人体中扮演着至关重要的角色。古埃及人认为肝脏是生命的源泉，他们制作木乃伊时会特别保存肝脏。到了中世纪，尽管人们对肝脏的理解有限，但他们已经知道肝脏与黄疸等疾病有关。

现在我们已经很清楚，肝脏不仅是一个强大的代谢工厂，还负责解毒、储存能量、合成蛋白质等多种功能。而且，肝脏是我们身体的"脂肪管家"，它帮助我们处理食物中的脂肪，把多余的能量转化成脂肪存起来，等我们需要能量时再释放出来。肝脏还帮助我们消化吃进去的油脂，并且制造一些重要的运输工具，比如胆固醇和脂蛋白，它们负责把脂肪送到全身各处。肝脏还监控我们的血糖，确保能量供应稳定。但是，当脂肪代谢过程失衡时，肝脏就会积累太多脂肪，可能引发脂肪肝。

子琳:

我一直都知道肝脏是重要的消化和"排毒"器官，但没想到它还在脂肪代谢中发挥着这么重要的作用。所以，**喝酒容易导致脂肪肝的发生，就是因为这个行为破坏了肝脏的脂肪代谢平衡吗**？

陈罡:

的确是这样。你可以想象一下，肝脏就像一个繁忙的交通枢纽，它负责调度我们体内的能量运输。当酒精进入这个枢纽时，它就像是一辆突然闯入的"大货车"，占据了所有的道路和资源，导致其他"车辆"（比如脂肪）无法正常通行，只能在肝脏里排队等待。

如果这些脂肪"车辆"只是偶尔堵一堵，肝脏还能够处理，但要是酒精这辆"大货车"天天来，肝脏里的"道路"每天都出现交通瘫痪的情况，脂肪会在肝脏里积累，日积月累就形成脂肪肝。同样，如果因为不健康的饮食或者缺乏运动，导致能量过剩，肝脏这个交通枢纽也会因为过多的"车辆"而变得拥堵。保持肝脏健康，就是要确保这个交通枢纽能够顺畅运作，不让任何东西堵住道路。

子琳：

哇，陈医生，你的这个比喻太形象了。这样一来，我就更清楚地理解了肝脏在脂肪代谢中的作用，以及**为什么饮酒和不健康的生活方式会导致脂肪肝**。这样的解释，我的听众肯定会觉得既有趣又易于理解。

陈罡：

而且我想，从这个比喻中，你大概也能知道为什么你的闺密不饮酒，却得了非酒精性脂肪肝。

子琳：

哦，我明白了，陈医生。那是不是相当于说，虽然我的闺密避开了"大货车"，但可能出于其他原因，遇到了众多"小汽车"，也就是日常饮食中的脂肪和糖分，造成交通堵塞？不过，其实我还有一个疑问，我的闺密身材曼妙，**一点儿都不胖，怎么**

会有脂肪堆积在肝脏?

陈罡:

子琳，你提的这个问题非常好。其实，非酒精性脂肪肝不仅与体重有关。就像交通堵塞不只是因为车辆多，有时候也可能是交通信号灯出了问题，或者道路设计不合理。在人体中，脂肪肝的出现可能意味着身体的代谢途径出现了问题。

即使一个人看起来不胖，内脏脂肪也可能过多，特别是出现胰岛素抵抗的情况时。胰岛素是一种重要的激素，它帮助身体利用血液中的糖分。如果身体对胰岛素产生了抵抗，也就是说，身体不能有效地使用胰岛素，糖分就会在血液中积累，肝脏也会更容易地堆积脂肪。

所以，即使体重正常，如果饮食中糖分和脂肪过多，或者身体存在代谢问题，也可能导致非酒精性脂肪肝。这也是为什么我们强调均衡饮食和适量运动，这样有助于维持健康的代谢状态，减少肝脏的负担。

子琳:

现在我更明白了，非酒精性脂肪肝的形成是一个复杂的过程，涉及多种因素。我要把这一点加到我的节目中，提醒听众们注意。但我是否可以这样理解：**如果不饮酒却出现脂肪肝，就一定说明体内的胰岛素等代谢途径出了问题?**

陈罡:

　　脂肪肝的出现确实表明体内的代谢途径存在问题。不过，就像你刚刚说的，非酒精性脂肪肝的形成过程较为复杂。除了我们提及的那些因素，遗传因素、炎症、肠道菌群失衡以及某些药物的使用，都可能和非酒精性脂肪肝的发展存在关联。

子琳:

　　今天和陈医生这么一聊，我越发意识到肝脏的重要性。我还有一个疑问，**对于肝脏疾病，我们怎样才能及早发现呢**？这次体检，我的闺密本来觉得自己身体无碍，差点儿就不去了。

陈罡:

　　肝脏是"沉默的器官"，它承担了众多工作，但肝脏本身没有痛觉神经，受到伤害时往往很少出现症状。许多肝脏疾病在早期并不会引发显著的不适，所以很难被发觉，由此可见定期体检的重要性。倘若有肝脏疾病的家族史，或者存在其他风险因素，像是长期用药、接触肝毒性物质等，就更应当关注肝脏健康。

子琳:

　　陈医生，你的话让我深受启发。真没想到，肝脏健康需要我们这么细心地维护。我会把这些宝贵的信息分享给我的听众，让他们也能了解定期体检的重要性。感谢你的耐心解答。

陈罡：

不客气，周末愉快。

3.4　如何通过饮食改善便秘？

　　在生命的交响乐中，消化系统是低调又不可或缺的乐章。而便秘，恰似一个不和谐的音符，打乱了肠道的和谐节奏。这是现代生活中令人苦恼又有些羞于启齿的话题，它悄无声息，却能影响到我们的饮食习惯、情绪状态甚至生活质量。

　　在熙熙攘攘的会展中心，一场关于肠道健康的新产品发布会正在进行。子琳也受邀参加了这场会议。展台上，一些号称能够改善便秘的保健品吸引了她的注意。产品宣称通过补充膳食纤维，能够调节肠道菌群，从而缓解便秘问题。子琳对此充满好奇，心中涌现出一连串的疑问：这些保健品真的有这么神奇吗？它们是如何作用于肠道的？有没有科学依据支持这一说法？

　　她想到了陈医生，他总是能用浅显易懂的方式解释复杂的医学问题。于是，她拿起手机，和陈医生约了见面的时间。

那个阳光明媚的下午，子琳穿上了那条曾经让她苦恼的连衣裙，惊喜地发现，经过一段时间的努力，拉链轻松地拉上了。她的心情如同这裙摆一样轻盈。

子琳（转了一个圈）：

陈医生，你看。我抓住了夏天的尾巴，终于能穿上这条裙子了！我还有一大堆问题要问你呢！

陈罡：

哈哈，子琳，看到你这么开心，我的心情也跟着好起来了。你穿上这条裙子真的显得自信且优雅。现在，让我们坐下来，好好聊聊你心中的那些疑问吧。

子琳：

前几天，我在展会上看到很多关于改善便秘的保健品，宣传得很神奇，说是**通过补充膳食纤维和调节肠道菌群就能解决便秘问题**。这些到底可不可靠啊？

陈罡：

便秘确实是一个普遍且令人困扰的问题。实际上，**通过饮**

食或保健品来改善便秘是有科学依据的。膳食纤维和肠道菌群在这一过程中起着极为重要的作用。

首先，咱们来聊聊膳食纤维。膳食纤维可进一步分为可溶性的和不可溶性的。可溶性膳食纤维，像燕麦和豆类里的纤维，能够吸水，形成凝胶状物质，有利于软化粪便；不可溶性膳食纤维，如全谷物和蔬菜中的纤维，能增加粪便的体积，推动肠道蠕动。

子琳：

这个我知道，从小我妈妈就教育我要注意多吃粗粮和蔬菜，这样排便才能健康。

陈罡：

我知道了，因为你属兔。小时候你妈妈会教你：爱吃萝卜和青菜，蹦蹦跳跳真可爱。

子琳：

陈医生真爱开玩笑。不过，说起来，兔子确实挺可爱的。

陈罡：

不过，你妈妈没有说错，多吃高膳食纤维的食物确实能有效预防和缓解便秘，它们能够促进肠道蠕动，帮助食物残渣顺畅地通过肠道，从而减少便秘的发生。不过，摄入膳食纤维时也要注意饮水量。纤维会吸水，如果水分不够，可能会适得其反，加重便秘。

子琳：

保健品里提到的**调节肠道菌群**，又是怎么回事？这对于预防和缓解便秘有帮助吗？

陈罡：

这又涉及我们肠道内的微生物群了。肠道菌群在消化过程中起着不可替代的作用。某些益生菌能促进肠道健康，助力维持正常的消化功能。比如，乳酸菌和双歧杆菌等益生菌能优化肠道环境，推动肠道蠕动，缓解便秘。

在医学史上，古希腊著名的希波克拉底，其医学理论中有这样一个观点：所有疾病都始于肠道。虽说这句话未必完全正确，但它凸显了肠道健康的重要性。现代医学研究也显示，健康的肠道菌群对整体健康极为重要。

子琳：

原来如此！所以，益生菌保健品真的能治疗便秘，是吗？陈医生推荐我们平时补充一些益生菌吗？

陈罡：

　　益生菌确实有益于肠道健康，但它并不是治疗便秘的万能灵药。益生菌的作用在于帮助维持或恢复肠道菌群的平衡，对于某些类型的便秘，如菌群失衡相关的便秘，效果会更显著。

　　然而，不可忽视的是，便秘的成因多种多样，有脱水、缺乏运动、某些药物的副作用，甚至一些未确诊的潜在疾病，单纯依靠益生菌来解决所有便秘问题是不科学的。

　　至于是否需要补充益生菌，得取决于个人的具体健康状况。就大多数人而言，通过均衡饮食，摄入丰富的蔬菜、水果和全谷物，就能获取必要的益生菌，无须额外补充保健品。

子琳：

　　陈医生提到便秘的原因多种多样，除了与饮食和肠道菌群相关的因素，还有什么其他类型的便秘呢？

陈罡：

　　便秘的原因多种多样，我们可以从几个主要方面加以理解。首先，功能性便秘，通常与肠道蠕动减弱或肌肉运动不协调相关。其次，药物性便秘，某些药物，如抗抑郁药和抗高血压药，可能干扰肠道的正常功能。此外，我们之前也强调过，补充膳食纤维的同时要注意多喝水，因为脱水会使粪便干燥和硬结。再次，运动不足会减缓肠道蠕动，心理压力和情绪问题也会影响消化系统的功能。一些慢性疾病，如糖尿病和甲状腺功能减退，也可能和便秘的发生有关。

简而言之，要有效应对便秘，我们需综合考虑饮食、生活方式、心理状态以及慢性疾病等多种因素。倘若通过增加膳食纤维、保持水分、适量运动和压力管理等自我调整方式仍不能缓解便秘，那么寻求医生的帮助极为必要。医生能够提供更专业的诊断和治疗建议，助力我们找到并解决便秘的根本原因。

子琳：

我听到你的这些话，感到有些头大，觉得肠道也不舒服了。我可不可以简单地这么理解：**如果发生了便秘，可以尝试一下饮食调整和增加水分等方式，但如果不奏效，就需要到医院看病**？

陈罡：

是的，如果这些生活方式的调整不能带来预期的改善，或者便秘症状持续存在，那确实应当去医院就医。专业的医生能够进行更深入的评估，包括询问详细的病史、进行体检，甚至可能需要做一些诊断性检查，以确定便秘的具体原因，并提供有针对性的治疗建议。

及时的医疗咨询极为重要，特别是当便秘伴有其他症状，如剧烈腹痛、体重下降或大便带血时，这或许是身体发出的警示信号，需要我们予以足够重视。保持健康的生活方式是基础，不过也不能忽视专业医疗的作用。

子琳:

陈医生，现在我明白了。看来，虽然便秘是一个常见的小问题，但解决起来不能掉以轻心。

陈罡:

聊着聊着也快到饭点了，要不我请你吃饭？

子琳:

哎呀，陈医生，话题转换得真快啊！刚聊完便秘，你就说吃饭，这跨度有点儿大，不行，我现在还没胃口。

子琳：消化小笔记

说到吃，陈医生给了我们不少建议。减肥，这个话题一抛出，马上就热得跟夏天的太阳似的，大家都得伸长耳朵听好了。市面上那些号称能帮我们控制体重的神奇药物，听着是挺诱人的，但别忘了老话说得好，"是药三分毒"。每个人的体质都不一样，药物不是随便能拿来当减肥捷径的。就算吃了药，控制饮食和运动还是减肥路上的"老大哥"，少了它们，体重会快速反弹。

再来说说胃溃疡，这个隐蔽的"胃部刺客"给我们的健康敲响了警钟，提醒人们在忙碌的日子里，也不能忽视自我健康管理。胃溃疡，通俗来说，就是胃黏膜受伤了。幽门螺杆菌这个坏东西不仅搞坏了我们的胃，还可能惹上胃癌。别小瞧幽门螺杆菌，它的威力很大。如果感染了这个坏东西，得坚持治疗，别想着它会自己好起来，那是不可能的！

我们的肝脏是一个默默运行的"化工厂"。非酒精性脂肪肝是一个让不少人头疼的问题。别担心，均衡饮食和适量运动，就是我们保护肝脏的两大法宝。它们能帮助我们维持健康的代谢状态，让肝脏轻松起来。陈医生还特别提醒我们，肝脏是一个"沉默的器官"，它不会喊痛，所以一旦有症状，就已经晚了！体检，体检，必须体检！每年都要给"小心肝儿"做体检。

地球人都知道，便秘不好受。但好消息是，通过饮食或保健品来改善便秘，是有科学依据的。膳食纤维和肠道菌群在这一过程中会大显身手。不过，大家也得知道，便秘的原因千奇百怪，想靠单一的保健品解决所有问题，那可想得太美了。最佳方式是先去医院检查，找到便秘的真凶，再根据医生的建议，一步步把问题解决。

好啦，陈医生的话要记在心里，落实到行动。健康生活，从我做起，从现在做起！

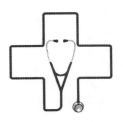

第 4 章
甜蜜的负担

4.1 糖尿病真的是吃糖吃出来的吗?

　　糖尿病,这个名字在现代社会中耳熟能详,却又似乎总是戴着一层神秘的面纱。它仿若一位熟悉的陌生人,我们时常提起它,却未必真正了解它。在全球范围内,糖尿病以其惊人的增长速度,成为公共卫生领域的一大挑战。然而,谈及糖尿病的成因,许多人仍会简单地将其归咎于糖分的摄入,这种看似直观的联系实际上掩盖了疾病的复杂真相。

　　子琳在她的朋友圈或是工作中,也不断遇到关于糖尿病的讨论。她发现,尽管大家对糖尿病有所耳闻,但真正理解其成因的人寥寥无几。于是,她又找到了陈医生,想把糖尿病的问题弄得清清楚楚的。

子琳:

陈医生,上回实在不适合在吃饭的时候聊便秘的问题。今天，我想请教你的是糖尿病的问题，虽然也不适合吃饭时聊，但现在我的肚子咕咕叫，我们边吃边说吧。

陈罡：

哈哈，子琳，你放心，聊天时我会照顾好你的胃口，我们今天可以边享受美食边探讨这个"甜蜜的负担"。

子琳：

我想好问题了。你瞧，陈医生，就连你提及糖尿病时，也会马上用"**甜蜜的负担**"这个词。而平常我们聊天时，人们总会说"糖尿病就是吃出来的病"，或者"年轻时少吃一点儿糖就好了"之类的话。尽管我清楚这样的观点并不完全正确，但**糖尿病真的就是吃糖导致的吗**？

陈罡：

糖尿病确实容易被误解，因为糖尿病这个词一听起来就很"甜"。而且，不光是中文，它的外文名字也是如此——"diabetes mellitus"这个名称其实源自古希腊，"diabetes"意为"穿越或经过"，而"mellitus"则意为"蜂蜜"或"甜的"。很早以前，人们发现糖尿病患者的尿液非常甜，就像蜂蜜一样。这是因为他们的身体无法正确处理血糖，导致糖分通过尿液排出。因此，人们用"穿过"和"甜"这两个词来形容这种病症。这个名称被保留了下来，尽管我们现在对糖尿病有了更深入的了解，但这个名称依然被用来描述这种以高血糖为特征的疾病。

子琳：

哇，原来这个名字背后竟有这么一段历史呢！不过我知道，**糖尿病的诊断不能仅凭借尿糖阳性这一结果，而是要依据血糖指标来诊断**。只有空腹或餐后的血糖水平超过一定标准，才会被确诊为糖尿病。

陈罡：

你说得非常对，诊断糖尿病依靠的是血糖标准。再回到你刚才的问题，我们需要明确一点，糖尿病并非单纯由吃糖引起。它是一种代谢性疾病，核心问题在于胰岛素分泌不足或者身体对胰岛素反应不足，这在医学上被称为"胰岛素抵抗"。

糖尿病的成因是多方面的。"生活习惯"是造成糖尿病的罪魁祸首，尤其是现代人不规律的饮食和缺乏运动，这些不良习惯会致使体内能量代谢失衡，进而增加患病风险。此外，遗传因素、年龄增长、体重超重或肥胖、高血压和高血脂等也是糖尿病的危险因素。

至于吃糖多与糖尿病的关系，可以这样理解：虽然糖分摄入过多会使血糖水平短暂升高，但偶尔的高血糖并不直接引发糖尿病。关键在于，长期高糖饮食可能造成体重增加和胰岛素抵抗，这两者均为糖尿病的独立危险因素。

子琳:

我理解了。**糖尿病的成因众多，但饮食是重要的影响因素之一**。实际上，不只是糖分，如果平日摄入的热量过多，各种营养都可能在体内"堆积"。长此以往，会改变体型，影响胰岛素的功能，人也就容易患上糖尿病了。我说得对吗？

陈罡:

没错儿。这就是为什么我们要强调能量的"收支平衡"。注意饮食的热量摄入，增加运动消耗能量，这些都对现代人的健康生活有帮助。

子琳:

陈医生，我知道古代也有糖尿病，那时候叫作"消渴症"，但你又一次提到了现代生活这件事情，是因为**现代人比古代人更容易得糖尿病吗**？

陈罡:

子琳，你说得没错，在现代的生活方式下，糖尿病的确更高发。一方面，现代人的平均寿命比古代人长，而糖尿病在年龄大的人群中高发。另一方面，就得提到一个有趣的概念——"节俭基因"。这个理论是由美国遗传学家詹姆斯·尼尔提出的。

"节俭基因"假说认为，在远古时代，我们的祖先生活在食物稀缺的环境中，那些能够帮助他们有效储存能量的基因，会在自然选择过程中被保留下来。这些基因能让他们在食物充足时多储存能量，以备食物短缺时使用。这在当时是一种生存优势。

子琳:

哦，我明白了。那在现代社会，这些基因怎么就成了问题呢?

陈罡:

在现代社会，食物极为充足，人们不再需要储存那么多的能量。然而，这些"节俭基因"依旧在活跃地运作，致使我们容易堆积过多的脂肪。换句话说，这些基因曾在古代助力我们的祖先存活，可在当下或许会引发肥胖和糖尿病之类的现代病症。

子琳:

这真是一个有趣的观点。了解这一点后，我们可以**通过健康的生活方式来对抗这种基因倾向**。这就是刚才陈医生强调的，我们应该**减少高糖、高脂肪的食物摄入**，还要**定期进行体育锻炼**，帮助我们消耗多余的能量。

陈罡：

你说得太对了。通过健康的生活方式，我们确实能够对抗"节俭基因"带来的影响。另外，我们还需定期体检，监控血糖水平。尤其是对于有糖尿病家族史的人，这一点至关重要。

子琳：

哇，看来糖尿病真的不像我们想象中那么简单。陈医生，谢谢你的耐心解答，我今天又学到了有趣的知识。聊着聊着，我们的菜也上齐了，你看，清蒸鱼、虾仁炒芦笋、鸡胸肉沙拉，都是蛋白质丰富且糖分少的美味佳肴。

陈罡：

子琳，这家餐馆的拔丝地瓜特别好吃，我想再加这道菜。

4.2　糖尿病患者的饮食生活中，有什么好用的小妙招？

在与糖尿病相伴的波涛起伏中，饮食管理无疑是航船上的关键罗盘，它指引着患者在日常膳食的复杂水域中穿梭，避免触礁，远离并发症的暗流。在历史长河里，糖尿病很早便伴随人类。如今，我们对糖尿病的理解已远超往昔，针对它的治疗手段也持续更新。然而，不论科技怎样发展，"管住嘴，迈开腿"始终是糖尿病治疗的基石。

在子琳的节目里，糖尿病不再是冰冷的医学术语，她带来了一个个鲜活的故事、一场场深刻的对话。上次与陈医生探讨了"糖尿病和吃糖"的关系后，她的听众反响热烈，纷纷表示受益颇丰。知识之火一经点燃，便难以熄灭。听众们的好奇心进一步被激发，他们渴望知晓更深入的糖尿病饮食管理技巧。

这一次，子琳直接将陈医生请到节目中。

子琳:

陈医生好，欢迎来到我们的节目。平时和您见面，您不是穿着白大褂，就是穿着便装，今天是第一次见您穿上正式的西装并系上领带。不过，我们节目的氛围很轻松，就像老朋友聚会一样，我们的访谈就像平时聊天。

陈罡:

好的，子琳。第一次参加你的节目，经验不足。不过，我穿上西装就是想给糖尿病饮食管理增添点儿"仪式感"。等你的节目找我聊运动，我就会穿网球服了。

子琳:

我先预定陈医生下一次的节目话题，陈医生要言出必行哦。好了，观众朋友们，这一期的 TopMD Showtime 正式开始，我们很荣幸地请到了北京协和医院的陈罡医生，我在之前的节目中，也经常会用到和他聊天时提到的健康话题。今天，你们见到陈医生的"庐山真面目"了，他来到我们的现场，和我们讨论糖尿病饮食管理妙招。

陈罡：

民以食为天。我一直觉得，糖尿病并非剥夺我们享受美食权利的疾病，而是提醒我们要吃得更聪慧、更健康的一种状况。糖尿病患者的饮食管理，重点在于平衡与选择。我们选择那些能与自身血糖和平共处的食物，同时领略它们带来的美味。

子琳：

谢谢陈医生。我们谈到糖尿病的时候，总会提到那句经典的"**管住嘴，迈开腿**"，既然要"**管住嘴**"，你能告诉观众朋友们，糖尿病患者应该怎样科学地管理饮食吗？

陈罡：

糖尿病饮食管理的核心在于把控饮食的量、质与均衡。首先，我们得明确"量"的概念。糖尿病患者需做到"定量进食"，切忌暴饮暴食。我们要依据自身的体重、年龄以及活动水平来计算每日所需的热量，并将其合理分配至一日三餐。为防止吃多，我们可用"盘子法"。一顿饭的食物都盛到一个盘子里，1/2 盘是蔬菜，1/4 盘为蛋白质，像鱼、鸡肉、豆腐之类，还有 1/4 盘是全谷物，例如糙米和全麦面包。要记住，我们的胃并非无底洞，有时糖尿病患者在不经意间就吃多了，实际是肚子饱了，可眼睛还没饱。所以，紧握原则，再加上自身的意志力，方可真正做到"管住嘴"。

子琳：

陈医生，您提到了计算每天所需的热量，这听起来可能有点儿复杂。**有没有一些简单的方法，可以帮助糖尿病患者快速估算他们的热量需求？**

陈罡：

你抓住了问题的关键。确实有一个简单的公式，叫作"千卡估算法"。简单来说，就是根据患者的理想体重（千克），乘一个系数，就可以计算全天需要摄入的热量，也就是千卡数。一般来说，日常轻度活动的人，系数是 25~30；中度活动的人，系数是 30~35；重度活动的人，系数是 35。当然，这个系数会根据你的性别和年龄进行适当调整。

子琳：

观众朋友们，我们来算一下，根据陈医生提供的计算公式，如果一位日常轻度活动的糖尿病患者，体重是 60 千克，那么每天摄入的食物总热量大约是 1 500~1 800 千卡。陈医生，我算得没错吧？

陈罡：

你算得很快。但是要注意，公式里的体重不是患者的实际体重，要用"理想体重"。理想体重也有一个粗略的计算公式，就是"身高（厘米）- 105"，比如一个身高 170 厘米的糖尿病患者，他的理想体重是 65 千克。

子琳：

你这么一说，我想观众朋友们就更清楚了。陈医生，**按照这个公式计算出来的每日所需摄入食物热量，是不是就做到了您提到的"八分饱"呢**？中国人烹饪时经常提到"一些葱""少许盐"，但就糖尿病膳食而言，我们还是需要稍微具体一点儿，"八分饱"听起来有点儿抽象，**您能给我们举几个具体的例子吗**？

陈罡：

当然可以。不过，这种感觉的确因人而异，而且需要我们平时多学习一些关于不同食物热量的知识。比如，一小碗米饭大约是 150 克，含有约 200 千卡的热量；一块手掌大小的瘦肉大约是 100 克，含有约 150 千卡的热量。通过这些方法，我们可以更直观地控制摄入的食物量。当然，大家千万别用手在饭菜上面比画，不然餐馆老板会以为你在搞行为艺术。

另外，随着科技的发展，现在很多手机应用程序只要你拍一张食物的图片，就可以得出大致的食物热量，这也是很好的方法，糖友不妨用起来，享受科技时代给我们带来的便利。

子琳:

这的确是非常实用的技巧。说完了食物的"量",我猜下一步您要说**食物的"质"**了,在这方面,我们应该注意些什么呢?

陈罡:

你猜对了。提到食物的"质",糖尿病患者要尽量选择低糖、低脂、高纤维的食物。例如,多吃绿叶蔬菜、鱼类和豆类食品,少吃红肉和加工食品。蔬菜不仅能提供丰富的纤维,还能延缓糖的吸收,帮助控制血糖。但我们要时刻记住,多样化的饮食可以确保摄入足够的营养素,避免营养不良。千万别以为吃"草"就一定能瘦,然后一股脑儿地吃绿叶菜,别忘了我们之前提到的"盘子法",一顿饭当中,除了蔬菜,也要注重蛋白质和谷物的摄入。

子琳:

您说的这些技巧,感觉在家里烹饪的时候容易做到,但日常生活中,总免不了会有**在餐馆吃饭的时候**,在这种时候,您有**什么特别的建议吗**?

陈罡:

糖尿病患者外出就餐的确是一门学问。首先,我们要选择菜品种类丰富的餐馆,这样就会有更多潜在的健康选择。其次,菜品要多选择蒸、煮、炖的烹饪方式，少选油炸、煎的食品，你还可以在点菜时主动要求餐馆少放油、盐和糖。另外，一定注意控制量，你可以多点一些种类，如果吃不完，千万不要勉强，本着节约的原则，你可以把桌面上剩下的健康菜肴打包带走。

子琳：

这些建议都很不错。我突然又想到了一个情景：**宴会时应该怎么做呢**？上餐馆时你可以主动点菜，但宴会上的菜肴品种不受你的控制，而且那里总是会有很多诱人的食物。陈医生再给我们支支招吧。

陈罡：

这时候，我们要做的就是"先观察，后动筷"。你可以先看一遍所有的菜肴，选择那些看起来健康的食品。宴会时，糖尿病患者要减少觥筹交错，也要避免喝含糖饮料，要选择健康的饮品，比如水或者无糖茶。还有一个小技巧：你可以在宴会前垫一些健康小食，比如少量坚果，增加饱腹感，控制自己不在宴会上暴饮暴食。离开宴会时，你要检查一下自己的腰带，它应该和进来时一样，如果紧了一圈，那么下一顿饭要反省。

子琳：

这些建议挺实用的，但也相当考验糖友们的意志力。最后，我再替我的观众朋友们问一个问题，上回我说完了糖尿病和吃糖的关系，有几个喜欢甜食的糖友就问：**有什么好办法可以既享受甜食又不影响血糖呢？**

陈罡：

子琳，你的问题真的是越来越有挑战了。我们要肯定的是，千万别觉得自己是糖尿病患者就与甜点绝缘，只要掌握好量，你依然可以拥有属于自己的小甜蜜。具体来说，我们可以采用"少量多次"的策略。例如，一块小小的黑巧克力，慢慢品尝，延长享受的时间。另外，可以选择一些糖尿病患者专用的甜点，这些甜点使用代糖，既能满足口腹之欲，又不会引起血糖波动。最重要的是，不要在空腹时吃甜点，可以选择在正餐后适量食用，这样血糖波动会更小。

子琳：

非常感谢陈医生的详细讲解。希望观众朋友们能够学以致用，更好地管理自己的饮食，控制好血糖。我们再次感谢陈医生的讲解。在节目结束后，现场的观众朋友们还可以和陈医生再讨论一些更具体的个人问题，谢谢大家的收看！

陈罡：

谢谢大家，下次见！

4.3 家族中有糖尿病史，我该如何预防？

在生命的长河中，家族不仅是温暖的港湾，有时也可能是健康隐患的源泉。糖尿病这种悄然蔓延的慢性疾病，在家族里也有着无声的传递，成为许多家庭心头挥之不去的阴影。但正如黎明前的黑暗，对糖尿病的担忧也能激发我们对健康的珍视与追求。预防之道，并非遥不可及，而是藏匿于日常生活的点滴之中，等待着我们去发现、去实践。

在深夜的静谧中，子琳坐在温馨的小书房里，窗外的月光洒在书桌上，与柔和的台灯光线交织，她手中捧着一杯热腾腾的茶，水汽缭绕，淡淡的茶香在空气中弥漫，为她的思绪增添了一分清新。子琳的目光在电脑屏幕上游移，她正在翻阅观众朋友的节目留言，她阅读着，思考着，希望能从中找到更多与观众心灵相通的话题。

有好几条关于糖尿病家族史的留言吸引了她的注意，留言中充满了对未来可能患病的忧虑和对预防措施的渴望。子琳的眉头微微皱起，她轻轻放下茶杯，看了看墙面上已经指向凌晨 1 点的时钟，指尖在键盘上跳跃，给陈医生发送一条微信长信息：

子琳：

陈医生：

长夜漫漫，无心睡眠，我在翻阅节目观众的留言，越看越兴奋，越兴奋越睡不着觉。

我看到的留言中，不乏对糖尿病家族史的担忧和对预防措施的探求。这让我深刻感受到，糖尿病不仅是一个健康问题，更是一个家庭和社会问题。

附上几位观众的留言摘要，为你更好地提供思路：

- "我的祖父和父亲都患有糖尿病，我非常担心自己也会患病。请问有什么方法可以预防吗？"
- "我知道糖尿病有遗传倾向，但我不知道该从何做起，希望能得到专业的建议。"

我想问的是：**有糖尿病家族史的人，如何做好预防呢？**
好几次听你提过"遗传把子弹上膛，环境扣动扳机"，具体到糖尿病，你有什么特殊的建议吗？

明天早晨看到时请留言，我猜，那时候的我一定正在补觉。

陈罡：

我猜，昨晚让你睡不着的，不光有留言，可能还有茶叶吧？

我现在正在打车上班的路上，打字不方便，接下来，我就给你留语音了，希望能给你提供一些思路。

（语音）

确实，糖尿病的家族史如同一把悬在头顶的达摩克利斯之剑，让人时刻提心吊胆。但记住，这把剑是由遗传因素和环境因素共同悬挂的，而我们有能力减轻甚至解除它的威胁。

换句话来说，虽然糖尿病存在遗传基础，但它并非单基因遗传病，不是说拥有某种有害基因就必定患病。糖尿病是多种基因共同发挥作用所致，部分基因的表达，只有在特殊环境刺激下才会产生危害。因此，即便携带糖尿病的危险基因，做好预防工作，也仍有可能一辈子不患糖尿病。

接下来让我具体讲讲预防的方法：

1. 体重管理。

保持健康的体重是预防糖尿病的基石。超重和肥胖会增加胰岛素抵抗，致使血糖控制变得困难。

让我想想，如何把这件事阐述得更清晰。我们可以将自己的身体比作一辆车，如果负重过多，就会加速磨损，影响性能。有糖尿病家族史的人，通过合理饮食和运动来维持适当的体重，让身体能够"轻装上阵"。

2. 平衡饮食。

健康饮食是预防糖尿病的关键。我们可以把饮食比作给车加油，优质的燃料能让车跑得更远。因此，作为保养的话，平时要多吃富含纤维的食物，如全谷物、蔬菜和水果；减少糖分和精制碳水化合物的摄入，这样可以保持血糖稳定。

3. 定期锻炼。

运动有助于提高胰岛素敏感性和控制体重。我们可以把运动比作汽车的保养，定期保养能让车保持良好状态。简单地说，每周至少进行150分钟的中等强度运动，如快走、骑车或游泳。

4. 血糖监测。

有家族史的人群应定期监测血糖，就像定期检查车的引擎，确保一切运转正常。每年进行两次血糖水平和糖化血红蛋白水平检查，这样有助于及时发现和管理血糖异常。

5. 压力管理。

长期压力会使激素失调，影响血糖水平。接下来，我们把压力管理比作汽车的刹车系统。好的刹车系统能够避免事故发生。平时大家怎么做呢，可以通过冥想、瑜伽等方式来管理压力，保持心理健康。在这方面，目前不少网络视频有专门的训练素材，建议大家可以充分利用起来。

6. 健康生活习惯。

戒烟限酒也是预防糖尿病的重要举措。吸烟会增加胰岛素抵抗，酒精则会干扰血糖水平。对于有家族史的人群，这些不良习惯就好比车里的"坏零件"，只有及时更换，才能确保车的安全性能。

我想说的还有，要做好家庭支持。

家人们的支持在预防糖尿病中起到重要作用。家人可以共同创造健康的生活环境，相互监督和鼓励，让家庭成员中的每个人都"不掉队"。这就好像一辆车的导航系统，家人的支持能帮助你在预防糖尿病的道路上走得更顺利。

最后，我还需要强调的是，预防糖尿病不是一时之功，而是需要日复一日的努力和坚持。希望这些建议对你能有帮助，也能让你的观众在预防糖尿病的过程中找到方向和动力。

好了，我要说完了。祝你睡得安稳。另外，熬夜不是好习惯，下次别熬夜了。

（语音）

司机：嘿，这位医生，你这一路上，是在顺道儿教我怎么养车吧？

4.4 糖尿病患者如何安全外出旅行？

　　世界是一本书，不旅行的人只读了一页。但对于糖尿病患者，每一次出行都需要精心照顾奔波在旅途中的血糖。旅途中，他们需要与血糖这个"旅伴"和谐共处，面对新的环境、不同的饮食文化和不规律的作息，血糖管理显得尤为重要。如何在旅途中保持血糖的稳定，成为糖尿病患者旅行中的必修课。

　　忙完这段时间，子琳在万米高空的宁静中开始她的澳大利亚之旅。飞机划破云层，承载着旅行者的期待。然而，在这片远离地面的密闭空间里，她邻座的一位糖尿病患者紧握着随身携带的胰岛素包，眼中写满了担忧，原来，他出门前忘了更换新的胰岛素。

　　飞机降落，子琳没有急于离开，而是陪伴着这位患者，穿过陌生的城市，到医院寻求帮助。忙完这些，繁星已经开始点亮墨尔本飘雪的夜空。这一段不平凡的经历，让她意识到糖尿病患者在旅行中的血糖管理，不仅关乎旅程的快乐，更关乎健康与生命。她看了看时间，拨打了陈医生的微信电话。

子琳:

陈医生好，我们现在不仅相隔万里，还身处不同的季节，你那边是盛夏的尾巴，而我这边却有冬日飘雪，但好在我们的时差不那么明显。你猜，我现在在哪里？

陈罡:

子琳，你一来电话，我这边的盛夏都感觉凉快了不少。我好像听到了澳大利亚的海风带来的冬日寒意。说吧，这个时间给我打电话有什么事？肯定不只是跟我问好这么简单。

子琳:

陈医生，你全都猜对了！我正在墨尔本旅游，而且真的有问题要问你。今天我遇到旅行中出了状况的糖尿病患者，刚把他送到医院。想请教你的是，**糖尿病患者外出旅行是不是需要做很多特殊的准备工作呢**？

陈罡:

你做得非常棒，在旅行途中看到有需要的人，能如此善良地提供帮助。本来我都有些困了，现在被你的行为感动到可以非常清醒地回答你的问题。

糖尿病患者在决定外出之前，最重要的是对自身的健康状况进行全面评估。如果计划长时间的长途旅行，出发前要做一次全面的健康检查，以确保病情稳定。如果医生认为病情不稳定，千万不能任性地外出旅行。固然，读万卷书不如行万里路，但健康是一切的基础前提。

子琳:

确实，健康是我们探索世界的前提，你说的全面健康评估非常关键。另外，我还想知道，对糖尿病患者来说，在实际的旅行过程中，他们还需要注意哪些具体事项呢？比如，饮食和作息等方面。

陈罡:

旅行期间，最值得注意的莫过于饮食问题。患者要记住平时训练的饮食疗法，不能吃的东西不吃，不该喝的饮料不喝，特别要杜绝酗酒和吸烟。有些人觉得出门在外，"人在江湖，身不由己"，但如果只图一时之快，胡吃海塞，又不忌甜食，还吸烟喝酒，把饮食的重要性置之脑后，造成病情的波动，甚至引起糖尿病酮症酸中毒等危重症，结果就会得不偿失。

旅行期间，修养身心的同时，也要坚持平时的运动量。如果是跟团旅行，尽管单独锻炼的机会少一些，但总归有自由活动的时间，此时，患者大可以在观光地散散步，做一些快步走之类的锻炼。

总而言之，旅行是一件愉快的事情，而饮食和运动是糖尿病患者每日的功课，如果怠慢了它们，一旦血糖"不及格"了，甚至发生可怕的并发症，就追悔莫及了。

子琳：

不错，饮食控制和适量运动的确是维持血糖稳定的关键。患者确实需要在旅行中保持警惕，不能因为环境的变化就放纵自己。我在想，对旅行中的糖尿病患者来说，还有一个问题也很重要，那就是药物的管理。你能分享一下他们应该如何确保在旅途中按时按量地使用药物吗？

陈罡：

你的这个问题问到点子上了。这得分不同情况。

使用口服降糖药治疗的患者，只要记住在进餐前后服用药物，通常就不会有问题。

对于使用胰岛素的患者，如果旅行有时差，问题就出现了。这时，要注意改变注射时间，而这又分为几种情况。

由于长效胰岛素的药效基本能维持一天，患者没必要更改注射时间，可按既往习惯使用。如果用的是短效胰岛素，时差没超过 3 个小时，基本也不需要根据时差改变注射时间，按照原来的治疗方针就行。如果时差超过 3 个小时，最好在旅行前向医生询问注射时间的变更，以获得更个性化的调整。

真正的问题在于中效胰岛素，正因为它"高不成，低不就"，才需要调整注射剂量。子琳，我先给你发消息，你能看得明白些。

子琳看到微信的对话框中，陈医生发来了消息。

•往东方飞行者：平常的中效胰岛素量 ×（1 - 时差/24）

•往西方飞行者：平常的中效胰岛素量 ×（1 + 时差/24）

子琳：

谢谢陈医生，我看到你发来的内容了，但有些不太明白，还需要你解释一下。

陈罡：

这是旅行过程中较具代表性的中效胰岛素调整方法。具体而言，患者可在出发当日早上，注射一针原有的剂量。到达目的地后，依照当地时间，在平时需注射的时间点，先进行剂量调整，原则为：往东飞则减量，往西飞则增量，按照我消息中的方案调整。之后，等身体和生活节奏适应了当地时间，还需根据血糖情况调整回原来的剂量。

子琳:

没想到，就胰岛素而言，就有这么多学问。陈医生，今天我遇到的那个患者就忘带新的胰岛素了，**关于药物的准备，你还有什么要提醒的吗**？

陈罡:

有的。外出旅行，尤其是海外旅行，一定要预防一些突发情况，毕竟医疗体系不同，语言也不同，如果出现状况会很麻烦。说不定就会遇到返程日期变更之类的情况，所以，出发前要准备充足的药物。这里所说的充足量，不是指刚刚够用就行，而是最好带足预计使用量的两倍。而且，为了防止药物被盗或丢失，最好分两处存放。

哦，对了，还要提醒一点。旅行过程中药物的保存也有讲究。比如，胰岛素不能放在行李箱里托运，因为有时货舱的温度会使其冻结，要放进机舱内的手提行李中。

子琳:

真是世间处处皆有学问。今天又向陈医生学到了不少知识。今天，我带那个患者去医院时，还遇到了一些困难。他说不清楚原有的胰岛素是什么品牌，最后打电话回国问自己的医生才弄明白。如此看来，提前带足药品至关重要，可以避免不必要的麻烦。

陈罡：

　　子琳你提醒了我，糖尿病患者在出发前，别忘了随身携带一份医生出具的糖尿病的诊断证明书，并用英文或旅行目的地的语言记录使用药品的名称。这样，万一药物不幸遗失，可以及时请当地医生处方相同的药物。

子琳：

　　真是听君一席话，胜读十年书啊！谢谢你，又提供了这么多好的建议，虽然旅行的第一天，我哪里都没去成，但我心里很充实。

　　陈医生，旅途中，我会给你发照片，给你炎热的夏天带去墨尔本的凉意。

陈罡：

　　祝你接下来的旅途愉快，照顾好自己，享受每一刻。期待你从墨尔本传来的冬日美景。

子琳：糖尿病小笔记

陈医生的一番话，真是让人眼前一亮。原来大家对糖尿病的了解，就像是雾里看花，模模糊糊的。我们常听人说，糖尿病就是糖吃多了，这话听起来挺有道理，但其实啊，它背后的故事复杂多了。

糖尿病，它是一个调皮的"代谢小怪兽"，不是因为你多吃了几块糖就会得这种病。它真正的问题在于，人们体内的胰岛素要么不够用，要么就是身体对它爱答不理。胰岛素就像是人类身体的钥匙，少了它，血糖这把锁就打不开，血糖就只能在血液里游荡了。

说到底，糖尿病的成因，跟人们的生活习惯脱不了干系。偶尔的血糖飙升，就像是偶尔熬个夜，问题不大。但如果天天高糖饮食，就像天天熬夜，身体迟早要抗议，会导致体重增加、胰岛素抵抗，它们才是糖尿病的得力助手。

所以，我们得把"管住嘴、迈开腿"这个法宝牢记在心。这不仅仅是控糖的秘诀，更是健康生活的写照。有糖尿病家族史的朋友们也别太担心，虽然遗传是一个风险因素，但并不是宣判书。糖尿病是多种因素共同作用的结果，我们只要懂得预防，就可以健康一生。

别忘了六大健康方针：体重管理、平衡饮食、定期锻炼、血糖监测、压力管理和健康生活习惯。这六大方针，就像我们健康的守护神，只要跟着做，糖尿病也无计可施。

对于那些已经患上糖尿病的朋友，日常生活中的衣食住行也得听医生的话，多加注意。比如，胰岛素的携带和保存是一门大学问，一不小心，胰岛素就可能失效，那就麻烦了。

无论是想要远离糖尿病的朋友，还是需要疾病全程管理的糖友，快把健康知识带回家吧！我们一起向着健康生活，出发！

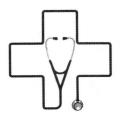

第5章
血液的故事

5.1 贫血就是缺铁吗?

　　血液,这条在体内静静流淌的生命之河,携带着氧气与养分,滋养着身体的每一个细胞。在生命的绚烂画卷中,血液扮演着至关重要的角色,它不仅承载着氧气与养分,更是健康与活力的象征。然而,贫血这个看似简单的词,蕴含着复杂的医学原理。在许多人的刻板印象中,贫血几乎与缺铁画上了等号,但血液的奥秘远比我们所知的要深邃得多。

　　在墨尔本的一条充满活力的街道上,子琳偶然发现了一家装饰着绿色植物的俱乐部,门口挂着"素食者俱乐部"的牌子。出于好奇,她走了进去,发现这里聚集了许多倡导健康生活方式的素食者。俱乐部里的人们正热烈地讨论着各种素食食谱和健康话题,一位资深的素食者正在分享她如何通过食用富含铁的植物性食品来维持健康的血红蛋白水平。子琳意识到,即使是在饮食习惯迥异的群体中,贫血和铁质补充也是人们普遍关心的话题。

　　活动结束，子琳沿着雅拉河畔，漫步在墨尔本冬季的轻柔寒意中。河水在落日下闪着粼粼波光，落叶在冬阳的余晖下，像是金色的蝴蝶在风中翩翩起舞。

子琳（拨通陈医生的视频电话）：

陈医生，你看，这里美不美？

陈罡：

真不错，墨尔本的雅拉河畔在夕阳的映照下，肯定别有一番风味。不过，我看你已经披上了围巾，这时候的墨尔本会不会很冷？

子琳：

其实这边挺舒服的，虽说有点儿凉，可并没有想象中那么冷。对了，陈医生，我今天偶然路过一个素食者俱乐部，他们探讨了很多有关贫血和铁质补充的话题。在我的印象里，一提到贫血，很多人首先想到的就是缺铁，但我觉得**贫血不应只是缺铁这么简单**，所以就想向你请教。

陈罡：

在国内，我经常遇到患者一提到贫血，就想到补铁，没想到在国外也是如此。实际上，贫血有很多不同的类型。除了缺铁性贫血，还有由维生素 B_{12} 或叶酸缺乏引起的巨幼细胞贫血，由慢性疾病引起的慢性病贫血，由骨髓问题导致的再生障碍性贫血，甚至还有一些遗传性贫血，比如地中海贫血。因此，贫血不仅仅是缺铁那么简单，每种类型的贫血都有不同的病因和治疗方法。了解贫血的具体类型和原因，才能采取正确的治疗措施。所以，虽然铁质补充对于某些类型的贫血很重要，但对于其他类型的贫血，可能需要不同的治疗策略。

子琳：

原来贫血有这么多种不同的类型，我以前真是想得太简单了。陈医生，你能不能给我讲讲其他类型的贫血是怎么回事？比如，**维生素 B_{12} 缺乏引起的贫血又是怎么回事呢**？

陈罡：

维生素 B_{12} 缺乏引起的贫血，也叫作巨幼细胞贫血。维生素 B_{12} 在红细胞的生成过程中扮演着重要角色。当身体缺乏维生素 B_{12} 时，红细胞的生成也会受到影响，导致不成熟的红细胞——巨幼红细胞的产生。这些细胞比正常红细胞大，但数量较少，而且容易破裂，无法有效地运输氧气。如果因为饮食习惯或个人信仰选择纯素食，也可能增加维生素 B_{12} 缺乏的风险，因为植物性食品中几乎不含维生素 B_{12}。这就是为什么素食者还需要特别注意补充维生素 B_{12}。

子琳:

原来如此。看来,对于素食者,为了身体健康,需要特别留意部分营养素的补充。陈医生,我今天参加那个俱乐部的讨论,有一位素食者在分享个人经历时提及**某些植物中的铁元素含量完全不输肉类,这句话对吗**?

陈罡:

确实,有些植物性食品含有较高水平的铁元素。比如,菠菜、羽衣甘蓝、部分坚果等,都是铁元素的良好来源。

话虽如此,我们还需要了解另一点,通过食物摄入的铁有两种形式:血红素铁和非血红素铁。肉类、鱼类和禽类中所含的是血红素铁,可以直接被肠道吸收,不需要额外的转化步骤,因此其生物利用度较高。而植物中的铁是非血红素铁,在胃肠道中的吸收率通常较低。

子琳:

在国内,我常听老人家说,**多吃一点儿红枣或者红皮花生能补血,有道理吗**?

陈罡:

中国古代,"以形补形"往往是治疗的要旨。或许是源于血液的鲜红色,于是,红彤彤的大枣、红皮花生,甚至红糖水……都被当成补血的至宝。遗憾的是，这些红得惹人爱的东西，里面含有的铁元素大多是非血红素铁的形式，而且它们的含铁量甚至不如普通的绿叶蔬菜。所以，想靠红枣来补血，从原理上就行不通。

有时候，我会忍不住想，假如人类的血液是紫色的，会不会留下茄子补血的传说？

子琳：

原来如此，所以，就贫血而言，"以形补形"不可取，但"缺啥补啥"的思路，还行得通吧？我知道，对于缺铁所引起的贫血，有时候医生会开处方药物，那么，**什么时候我们通过食补就可以纠正贫血，又在什么情况下，我们需要服用药物呢**？

陈罡：

确实，补充缺乏的营养素是医学中一种直接的治疗策略。早在 17 世纪末，托马斯·西德纳姆医生就发现铁对治疗贫血有效。他将铁浸泡在莱茵葡萄酒中制成溶液，患者服用后，能看到面色红润、脉搏有力等改善情况。

到了 19 世纪，皮埃尔·布劳医生已开始尝试使用含有硫酸亚铁的药片治疗贫血，目的是补充血液中丢失的活性成分。

缺铁性贫血患者，如果病情较轻，可以增加饮食中的铁来源，如动物肝脏，就有望改善贫血状况。然而，对于较严重的贫血，医生会推荐直接使用铁剂补充。

还需注意的是，铁剂治疗通常需要 2~3 个月的治疗期，血红蛋白水平才能恢复正常。在贫血症状纠正后，患者也应继续接受治疗至少 3 个月，或者到血清铁蛋白水平恢复到每升 50 微克，以补充体内储存的铁，防止贫血复发。

子琳：

这样看起来，缺铁性贫血的治疗不算太复杂，好像就是各种"补"就行，不是食物来补，就是药物来补。

陈罡：

其实不然，缺铁性贫血并非想象中那么简单。有时，缺铁只是表象，背后存在更深层次的原因。

在考虑补铁之前，我们要先排除身体存在慢性失血的可能性，实际上，这是缺铁性贫血最常见的"幕后黑手"。人体每天能从普通饮食中有效吸收的铁约为 1 毫克，若按每毫升血含铁0.5 毫克计算，即便每天的失血量仅为 4~5 毫升，长此以往，也足以导致体内缺铁。许多胃肠道疾病，如溃疡、肿瘤、息肉等引发的出血，都可能是缺铁的成因。而女性月经期过长、月经量过大，同样是可能的因素。

另外，我们要思考的是铁吸收障碍。胃肠道吸收铁的主要部位是十二指肠和空肠上段，胃肠道手术、胃肠道疾病以及部分药物的长期使用，都可能造成人体对铁元素的吸收障碍。

子琳:

陈医生，我有点儿听不懂这段话，专业的事需要交给专业的医生。看来我得跟那些素食主义的朋友讲，补铁也得聪明点儿，不是每片叶子和每颗豆子都能成为血液的"救星"。下次再聊，陈医生，我还得继续探索墨尔本的街道呢。

5.2 血型和性格真的有关系吗?

在人类对自我认知的无尽追求中,血型如同一幅古老而神秘的图腾,吸引着我们去探索那些隐藏在生命密码背后的奥秘。自古以来,人们便试图通过各种线索来描摹性格的轮廓,从星辰的排列到掌纹的走向,再到血液的流动,每一种尝试都承载着对理解自我的渴望。血型,这一生物学上的分类,似乎在无声中诉说着与个体性格的某种神秘联系。但这种联系是科学的发现,还是人类想象力的产物?

在墨尔本街头,子琳漫步于被飘雪装点的石板路上,她的探索之旅又一次启程。这次,她走进了一家古老的书店,书架上摆满了关于医学、历史、哲学的书籍。在这里,她偶然翻到了一本关于血液学的旧书,书页泛黄,散发着一种神秘的魅力。书中详细描述了血液的组成和功能,还探讨了血型与性格之间的微妙联系。这些内容激起了子琳的好奇心，她开始思考，这些古老的理论在现代是否依然站得住脚。在书店里，她忍不住给陈医生发了微信。

子琳：

陈医生好，我在一家古老的书店给你发微信，你的血型是什么？

陈罡：

B型，怎么了？

子琳：

我在这家书店发现一本书，据说B型血的人在职场上特别果断和有创新精神，经常能够迅速做出决策，但也容易固执。你觉得你是这样的人吗？

陈罡：

目前没有任何科学研究能够证明血型和性格之间存在直接关联。血型主要是由红细胞表面抗原决定的，而性格是一个复杂的综合体，受到基因、环境、教育等多种因素的影响。所以，把性格和血型联系起来是一种趣味性的讨论，而不是严谨的科学结论。

子琳：

为什么这些说法在很多地方都如此流行呢？我上次去日本，发现他们尤其相信这些关于血型和性格的说法，书店里还有很多分析血型的书籍。

陈罡：

确实，在一些国家，血型决定性格的说法非常流行。这可能与文化背景和社会心理有关。人们倾向于通过简单的分类来理解复杂的事物，这种倾向在心理学上被称为"认知偏误"或刻板印象。当我们面对大量信息时，大脑就会试图寻找模式和规律，以简化认知过程。

此外，社会学中的"标签理论"也提供了一种解释。人们通过标签来识别社会角色和行为，并进行分类，这有助于快速建立社会认同和归属感。血型分类就可以作为一种社交工具，帮助人们在初次交往中快速找到共同点。

但是，这种简化的分类很大程度上忽略了个体的复杂性。每个人都是独一无二的，拥有自己独特的生活经历和个性特征，这些远远超出了任何简单的分类所能涵盖的范围。

子琳：

我明白了，这就像我们用星座来快速了解一个人一样，虽然有趣，但不能完全当真。那么，抛开血型不谈，**就性格而言，**

有没有什么比较可靠的分类方式呢?

陈罡:

对于性格的分类, 心理学界的确存在一些更为科学且系统的方法。五大性格特质理论, 亦称"大五人格模型", 乃是当下被广泛认可的性格分类方式。另外, 如今还有一种极为流行的MBTI测验(迈尔斯-布里格斯人格类型量表), 它基于荣格的心理类型理论, 通过 4 个维度对性格予以分类:

1. 外向(E)与内向(I): 判断一个人是喜爱社交活动还是倾向独处。

2. 感觉(S)与直觉(N): 知悉一个人是注重实际细节还是热衷于想象并探索新想法。

3. 思考(T)与情感(F): 观测一个人在做决定时是以逻辑为先还是会考虑他人感受。

4. 判断(J)与知觉(P): 查看一个人是喜欢预先计划还是随性应变。

MBTI 将这些维度组合起来, 形成 16 种不同的性格类型。MBTI 在职业规划、团队建设和个人发展等领域被广泛应用。

子琳:

单纯从大五人格模型或者 MBTI 测验的复杂性来看, 根据血型判断性格的确太粗糙了。那么，**血型还有没有其他更多的实际用途**？

陈罡：

血型在医学领域有着极为重要的实际用途。你肯定知道，最显著的用途当属输血。不同血型的血液不可随意混合，不然会引发严重的免疫反应，甚至威胁生命。ABO 血型系统与 Rh 血型系统是最为常见的两个分类系统，清楚患者的血型对安全输血极为关键。

子琳：

是的。我还知道 O 型血是"全能供血者"，血液能够提供给其他血型的人；AB 型血是"全能受血者"，能够接受其他不同血型的血液。

陈罡：

其实也不全对。O 型血被称为"全能供血者"，是因为其红细胞没有 A 或 B 抗原，能给任何血型的人输血。然而，他们的血浆中含有抗 A 和抗 B 抗体，要是不去掉这些抗体，仍会引起免疫反应。因此，在现代医学中，不同血型间输血时需非常谨慎，通常只在紧急情况下使用 O 型血。

Rh 血型系统也是输血时极为重要的考虑因素。一个 Rh 阴性的人接受 Rh 阳性的血液，第一次或许不会有反应，但再次接触就会产生严重的免疫反应。所以，输血前确保供血者和受血者的 Rh 血型匹配也很重要。

子琳：

陈医生，我突然又想到一个问题。**母亲和胎儿的血型很可能不一样，在怀孕期间，他们是如何和平相处的呢？**

陈罡：

这是因为通常而言，母亲与胎儿的血液不会直接混合。胎盘在此起着关键作用，它作为母体和胎儿之间的屏障，保障养分和氧气的交换，同时避免大部分血液直接接触。

然而在少数情形下，诸如分娩、流产或者创伤时，少量胎儿血液或许会进入母亲的血液循环。此时，如果母亲血型为 Rh 阴性，而胎儿血型是 Rh 阳性，母体可能会生成针对 Rh 阳性红细胞的抗体，这被称作 Rh 免疫。如果一个血型为 Rh 阴性的人接触了 Rh 阳性的血液，首次可能不会有反应；如果再次接触，便会引发严重的免疫反应。

子琳：

原来如此。那么，如果 Rh 阴性血的母亲在第一次分娩时接触了胎儿的 Rh 阳性血，第二次又怀上了血型为 Rh 阳性的胎儿，再度分娩时她该怎么办？

陈罡:

这是一个好问题。在医学上，为了预防这种情况，会在妊娠期间给 Rh 阴性血的孕妇注射一种叫作抗 D 免疫球蛋白的药物。此药物能中和进入母体血液循环的任何胎儿红细胞，进而防止母体产生抗体。如此便极大地降低了新生儿溶血病的风险，保障了母婴的健康。

倘若母亲在第一次分娩后未接受抗 D 免疫球蛋白注射，已产生抗体，那么在第二次怀孕期间，医生会定期开展超声检查与血液测试，监测胎儿的健康状况。一旦发现胎儿有溶血的迹象，或许就需要采取早产或宫内输血等治疗举措，以保障孕期安全。

子琳:

医学真是神奇。不知不觉，我站在书店里和你发了那么久的微信，我要去歇会儿了。我对你刚才说的 MBTI 测验挺感兴趣的，陈医生，给我发一个测验链接吧。

子琳收到了 MBTI 测验的链接。

子琳:

谢谢陈医生。那么，你测出来的性格是什么？

陈罡：

INFJ（提倡者型人格）。等你测试完，也请告诉我你的结果。

子琳：

不告诉你。

5.3 献血如何连接你我他?

在人与人之间的协奏曲中,献血无疑是最温暖激昂的乐章,它以一种堪称神奇的力量,唤醒沉睡的希望,点燃生命的火花。献血所承载着的不仅仅是血液的流动,更是人与人之间深厚的情感纽带。它是一种无声的支持,一种无形的拥抱,让那些在生命边缘挣扎的人们感受到来自陌生人的关怀与温暖。献血者的每一滴血液,都是对生命最崇高的礼赞,都是对社会最真挚的贡献。

在返回酒店的地铁上,子琳看到一则澳大利亚的献血公益广告,激动不已。她不禁回味起之前刚和陈医生讨论过的血型问题。出了地铁,墨尔本的夜空中,一轮皎洁的月亮与地面的路灯对望,仿佛也在彼此倾诉着挥洒光辉的情感。子琳想把与献血有关的健康问题弄个清楚。她回到宾馆,快速洗了个热水澡,便迫不及待地给陈医生发了一封邮件。

发件人：子琳

收件人：陈医生

主题：问好，以及献血有关的健康问题

亲爱的陈医生：

你好!

我又有问题忍不住想问你，不过今天下午刚打扰过你，而且此时夜已深，于是决定给你写一封邮件。

我在回宾馆的地铁上看到一则献血的公益广告，大致意思为：在这座充满活力的城市里，每个人都是生活的主角，每天都在为自己的梦想和目标拼搏。然而，总有些时候，疾病会挡住人们前行的道路。好在有献血这一行为，它以独特的方式，将我们与他人的生命紧密相连，让大家的梦想能够延续。

那则广告拍得很燃，我对它的文字描述是苍白的。

在此，我有几个关于献血的问题，希望得到你的专业解答：

1. 献血对身体健康的总体影响：献血是否会对献血者的身体造成长期影响?

2. 献血与健康风险：是否存在某些健康状况或疾病，使得个体不适合献血? 如何评估一个人是否适合献血?

3. 献血后的营养补充：献血后，是否需要特别补充某些营养素? 如果有，你推荐哪些食物或补充剂?

4. **献血的适宜频率**：一个人一年内可以献血多少次？是否存在一个理想的献血间隔？

5. **献血与工作压力**：在高压力的工作环境中，献血是否会对身心健康产生影响？献血者应如何调整自己的状态？

6. **献血与女性健康**：献血会不会让女性更容易贫血，以及献血会不会打乱女性的月经周期？

7. **献血的心理益处**：听说献血常常能够带来心理上的满足感或幸福感，这是真的吗？经常献血会持续带来心理上的正面效益吗？

希望我睡醒后能看到你专业又温暖的回复。

我很快就要回国了，给你带礼物哦。

祝好

子琳

发件人：陈医生

收件人：子琳

主题：回复：问好，以及献血有关的健康问题

亲爱的子琳，

你好！收到你的邮件我很高兴，尤其是在你即将归国时。

献血是一个充满爱心和意义的主题，我回复邮件的时候，心里也是温暖的。以下是对你提出的问题的详细解答，希望对你有所帮助：

1. 献血对身体健康的总体影响：

献血对健康的个体来说一般是安全且无害的。每次献血会抽取 200~400 毫升的血液。在我国，200 毫升是最常见的献血量，适合大多数健康的成年人，对于初次献血者或体重较轻的献血者，这个量是比较安全的。

献血后，健康的身体会迅速进行自我调节，骨髓会在短时间内生成新的血细胞，补充失去的血液。长期来看，定期献血还有助于降低体内铁的储存量，从而减少某些心血管疾病的风险。有研究表明，定期献血与降低心脏病和脑卒中的风险有一定的相关性。

2. 献血与健康风险：

不是每个人都适合献血。献血前的健康筛查极为重要，会检查血红蛋白水平、血压、脉搏以及一些基本健康状况。若本身患有贫血、处于哺乳期、近期接受过手术，或者自身存在慢性疾病且控制不佳，就暂时不适宜献血。血液制品的安全至关重要，所以，传染性疾病患者，如乙肝、丙肝、艾滋病患者，要接受严格筛查，不能献血。

大家还经常问到的一个问题是高度近视能不能献血，虽然就血液成分而言，高度近视本身不是问题，但有些患者可能伴有其他眼部问题，如视网膜脱离、黄斑病变等。这种情况需要特别注意，为了自身健康，必要时需要请眼科医生评估是否适合献血。

3. 献血后的营养补充：

献血后，身体需要时间恢复。因此，补充足够的营养非常重要。推荐补充富含铁的食物，如红肉、肝脏、绿叶蔬菜、豆类等。同时，可以吃一些富含维生素C的食物（如橙子、草莓、柠檬等），它们可以促进铁的吸收。另外，适量补充蛋白质和保持充足的水分也很重要。献血后避免剧烈运动，多休息，给身体一段恢复的时间。

4. 献血的适宜频率：

我国建议两次献全血之间的间隔时间是 6 个月，也就是说，一个人每年最多可以献全血两次。但在不同国家，献血的频率可以按照性别和健康状况来调整。医学期刊《柳叶刀》上的一篇论文甚至表示：更频繁的献血（男性每两个月一次，女性每三个月一次），也不会对献血者的生活质量、身体活动以及认知功能产生明显影响。

另外，献血也要看成分，比如血小板捐献可以更频繁，因为血小板的恢复速度更快，大约每两周就可以捐献一次。

5. 献血与工作压力：

在高压力的工作环境中，献血后要特别注意休息和调整状态。压力可能会加重献血后的疲劳感，因此建议在工作相对轻松的时间段进行献血。如果感到特别疲劳或精神压力大，可以选择推迟献血时间。献血前后的几天内，确保充足的睡眠、均衡的饮食以及适量的运动，有助于身体的恢复和健康。

6. 献血与女性健康：

女性由于月经周期的原因，需要更关注铁的摄入。女性献血的间隔期之所以通常比男性的要长，月经周期也是其中的考量因素。献血机构会对女性献血者进行严格检查，确保她们的健康状况适合献血。

定期献血不会对健康女性的月经周期产生显著影响。但是，如果刚好在月经期，那么不建议献血，毕竟，在这个时期充分休息和放松心情是更重要的。

7. 献血的心理益处：

献血不仅是对他人的帮助，也是一种自我价值的体现，能够增强自尊心和社会归属感，因此常常能够带来心理上的满足感和幸福感。研究表明，定期献血会对心理健康产生积极作用。献血者常常会有一种特别的成就感，这种积极的心理体验会激励他们继续献血，形成一个良性循环。

希望这些回答能够解答你的疑惑。

谢谢你为我准备礼物，其实你的平安归来就是最好的礼物。

祝好

陈罡

5.4　白细胞计数偏高就说明有细菌感染吗？

　　在人体的微观世界里，白细胞如同一群忠诚的守卫，尽职尽责地在血管的迷宫中巡逻，它们是免疫系统的精锐部队，随时准备抵御外来侵扰。这支精锐部队的每一次集结，都可能是身体深处的一次无声警报。白细胞的数量，如同天平上的指针，微妙地反映着我们的健康状况。

　　子琳满载澳大利亚旅行的回忆，穿越了季节的更迭，从寒冷的墨尔本回到炎热的北京。然而，季节的变换似乎并不友好，下飞机后不久，她就感到浑身发热，不得已到了医院急诊。在医生的建议下，她进行了血常规检查，而检查结果让她感到困惑——白细胞计数偏高，这是否预示着细菌的肆虐？在这份报告面前，子琳的心中充满了疑问。在急诊科候诊的时候，她给陈医生发了微信。

子琳：

陈医生，我回来了。而且居然第一时间到了你们医院急诊科，我发烧了。

陈罡：

欢迎回来。但没想到你用这种方式到了我们医院。我刚下班到家，你现在难受吗？需要我到急诊看你吗？

子琳：

谢谢陈医生的关心。我现在还好，不用麻烦你过来了。我做了**血常规检查，**结果显示白细胞计数偏高。你说这是**不是细菌感染**？下一步我是不是就该吃抗生素了？想听听你的意见。

子琳给陈罡发了一张血常规的化验单。

陈罡：

收到图片。子琳，我直接给你打电话，能说得更清楚一些。

陈罡拨通子琳的电话。

陈罡：

子琳，我看到你的化验单了。别担心，白细胞计数升高可能是多种情况的信号，不仅限于细菌感染。这时候，需要综合考虑你的症状和其他检查结果来确定病因。你除了发烧，还有其他症状吗，比如咳嗽、喉咙痛或是身体其他部位的不适？

子琳：

嗯，除了发烧，我确实感觉有点儿喉咙痛，还有点儿头痛。不过没有咳嗽，也没有感觉到其他特别不舒服的地方。我听说白细胞计数高可能是身体在抵抗感染，是这么一回事吗？

陈罡：

白细胞计数升高确实是身体在告知我们，免疫系统正忙于对抗某些事物。白细胞是一个大家庭，每种细胞都有着不同的任务。例如，中性粒细胞通常是对抗细菌感染的先锋；淋巴细胞参与的免疫反应更广泛，可能涉及病毒或身体的免疫调节；单核细胞会转变为巨噬细胞，帮助清理战场；嗜酸性粒细胞和嗜碱性粒细胞则更多地参与过敏反应。

你的化验单中白细胞计数升高，或许意味着身体某处存在感染或炎症。从某种程度来讲，如果中性粒细胞增多，我们可能会怀疑是细菌感染；要是淋巴细胞增多，那可能是病毒感染或其他类型的炎症。我看到你的化验结果里，白细胞计数升高，中性粒细胞的百分比也升高了，所以，有可能存在细菌感染。

你刚才提及的喉咙痛和头痛，或许是感染的迹象，但我们需要更多信息来加以确定。一会儿，我的同事会检查你的咽喉部位，查看是否有更多感染的表现，如有需要，可能会建议进一步检查加以明确。

子琳:

所以，白细胞计数升高，是不是**主要说明存在感染或者过敏**等现象呢?

陈罡:

其实不然，白细胞计数升高并不总是意味着感染。白细胞是我们免疫系统中重要的战斗力量，它的数量改变反映免疫系统的波动。除了感染和过敏，白细胞增多还可能与炎症、某些药物的副作用、身体应激状态、自身免疫病、血液系统疾病，甚至甲状腺功能亢进等代谢性疾病有关。但对你来说，由于病程是急性的，首先考虑的还是感染性疾病。

子琳:

哦，听到白细胞有这么多种类和功能，感觉身体里的免疫系统真的很复杂。如果现在已经考虑有细菌性感染了，**为什么不能直接使用抗生素，还要进一步做那些检查呢**?

陈罡：

　　白细胞计数升高的确可能是身体对抗感染的迹象，不过即便我们怀疑是细菌性感染，也需要更精准的信息来指导治疗。就感染这场体内的战斗而言，我们需要搞清楚两个问题：我们要应对的敌人是谁？它们在何处？

　　不同的细菌或许需要用不同的抗生素来医治，如果我们盲目使用抗生素，可能无法有效地抵御感染，甚至可能引发不必要的副作用或者促进耐药性的发展，而耐药菌的出现已经成为一个全球性的卫生问题。所以，医生会针对潜在的感染部位进行细菌培养，例如你咽部疼痛，那么稍后我的同事可能会进行咽拭子培养。对于一些全身性的感染，当患者发热时，可能还会做血液培养以确定感染的具体类型和敏感性。

　　另外，就是要明确感染的部位，也就是弄明白敌人在哪里。不同的抗生素，由于组织亲和力和代谢途径的不同，在不同组织中的有效浓度或许存在差异，如果使用抗生素，我们期望它在感染部位的组织中浓度高一些，治疗效果也会更理想。

子琳：

　　明白了。接下来，我会好好配合医生提供检查。陈医生，如果考虑细菌感染，是不是一定要使用抗生素呢？

陈罡:

　　即便真的是细菌性感染，也并非所有情况都需要使用抗生素。有些轻度感染，自身的免疫系统能够处理。然而，如果感染严重，或者有证据显示感染正在扩散或引发并发症，那么使用抗生素十分必要。

子琳:

　　听了你这么详细的解释，我感觉安心多了。我还有一个问题：季节变化时，似乎我们更容易出现感冒和发热之类的问题，我也知道这些感染本质上是由细菌、病毒这样的病原体导致的，**为什么在冷热交替的季节里更容易发生**？

陈罡:

　　子琳，你提到了一个很有趣的问题。季节变化，特别是从冷到热或者从热到冷的过渡时期，确实是我们更容易生病的时候，这里有几方面的原因。

　　在季节变化的过程中，人体的免疫系统需要花时间适应。在这个适应过程中，免疫反应可能会暂时减弱，对病原体的防御能力就从而削弱了。另一方面，天气变化会影响病原体的繁殖和传播。比如，秋冬季节湿度低，呼吸道黏膜干燥，病毒更容易侵入；春秋季节花粉等过敏原增多，也会削弱呼吸道的防御能力。

　　还有，季节变化时人们的生活习惯会有变化。冬天，室内活动增多导致空气不流通，病原体易于传播；春秋季节，户外活动增多，人们接触到的病原体种类和数量也随之增加。

正因为如此，当季节更替时，我们常常会发现感冒发热等症状更常见。

子琳：

谢谢陈医生，现在我清楚了，也对自己的身体有了更多的了解，下次遇到季节变化时，我会更小心一些。轮到我看病了，下次再聊。

陈罡：

你确定不需要我去急诊科看望你？

子琳：

你上了一天班，好好休息吧。我一会儿要去问一下你的急诊科同事，看看你刚才有没有骗我。

子琳：血液小笔记

嘿，朋友们，让我们来聊聊那不停流淌在我们身体里的红色奇迹——血液。它是我们每日活力的加油站，携带着满满的氧气和养分，是我们生命中不可或缺的。

我们这回把血液的内幕探查清楚了，比如大家茶余饭后爱讨论的：血型和性格是否有关？陈医生说得很明白，答案自然是没有关系，但MBTI这样的性格测试，小伙伴们测一下也无妨。我的结果是ENTJ（指挥官型人格），不要告诉陈医生。

今天，我要敲黑板的重点，有关贫血这个让人头疼的"小妖精"。一提到贫血，大家是不是就想到缺铁，或者马上想到吃红枣、红皮花生，来个"以形补形"？如果有这些想法，那真是太小瞧贫血了！其实贫血有好几种不同的类型，背后的原因也是五花八门。所以，别以为简单补个铁，或者吃点儿什么就能搞定。遇到贫血，我们得乖乖去医院，听医生的话，找到它背后的真正原因，然后有的放矢地治疗。

哦，对了，陈医生还解答了大家关心的献血问题。

别忘了，我们得自己先健康，才能无私奉献！献血，不仅是勇气的证明，更是健康的体现。

所以，带着你的好奇心，一起来探索血液的奥秘，了解如何科学地对待贫血，还有献血相关的知识吧。健康生活，从了解开始！

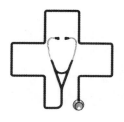

第 6 章
肾脏的挑战

6.1 为什么我们的肾脏有两个?

在人体的精密构造中,肾脏扮演着至关重要的角色,它们如同守护神一般,维护着我们体内环境的平衡与稳定。在众多器官中,肾脏的存在宛若生命之树上的一对珍贵果实,不仅承载着维持生命活力的重任,更是健康与活力的象征。每一颗肾脏都日夜不停地工作着,过滤着血液中的毒素与杂质,确保我们的身体能够清澈如初。

不久,子琳病愈,在这段与疾病斗争的日子里,陈医生的专业指导和关怀给了她莫大的帮助和安慰。为了表达自己的感激之情,子琳决定今天请陈医生共进晚餐,并为他带去了在澳大利亚旅游时精心挑选的礼物。

子琳:

陈医生,你看,这是我从澳大利亚给你带回来的礼物,你打开看看喜不喜欢。

陈罡（打开礼物盒）：

太神奇了！居然是医生版的乐高积木，有手术室、急诊室，还有穿着各色服装的医生和护士，以及人体器官的解剖学拼接。哇，这个医生的衣服上还写着"Dr. Chen"，这真是一份非常有心的礼物，我太喜欢了！

子琳：

你能喜欢真是太好了。这是定制版本的乐高，你看，很多细节做得很不错，就拿这个解剖学拼接来说，肚子里的各个器官都做得很精致。不过，我又想到了一个问题：我们的腹腔中有一个肝脏、一个脾脏、一个胰腺、一个胃、一根肠，**但偏偏肾脏有两个，这有什么特别的原因吗**？

陈罡：

哈哈，这是一个有趣的问题。如果从物种演化和胚胎发育的角度来讲，我可能会说得让你想打瞌睡。要是真这样，我们今晚就没法儿好好吃晚饭了。

要回答你的问题，我可以简单地说：我们的身体之所以需要两个肾脏，主要是由于它们的工作量很大。要知道，肾脏仅占人体重量的 5%，大小和你手里的手机差不多，厚度相当于三四部手机叠在一起。但它们可比我们的手机重要得多，它们是我们体内的净化工厂。我们的身体每天产生大量的代谢废物和多余的水分，都得依靠肾脏来过滤。

子琳：

这听起来有点儿神奇啊！那么，肾脏每天的工作量究竟有多大呢？

陈罡：

当血液流经肾脏时，血液中的代谢废物、多余的盐分和水会形成尿液并排出体外。健康的肾脏全天 24 小时、每周 7 天不停工作。在心脏泵出的血液中，有 20%~25% 会流经肾脏。肾脏每分钟能过滤约 1 升血液，每小时能将一个人全身的血液过滤12 次。肾脏如此高效，远超市面上任何一台净水器。正常情况下，人体每天产生的原尿量大约为 180 升。对于这些原尿，肾脏精心筛选，提取其中绝大部分有用成分，将最终剩下的 1% 排出体外，这就是尿。因此，正常人每天的尿量为 1~2 升。

子琳：

这个工作量，对个头不大的肾脏来说，真的非常可观。除了过滤血液，**肾脏还有什么其他功能吗**？

陈罡：

除了净水这一本职工作，肾脏还有好几项兼职。它是调节血压的能手，一方面能调节水盐平衡，控制人体容量，进而维持正常血压；另一方面，它会释放一种收缩血管的激素，提升血压，保证血液能供给到人体的各个部位。肾脏还会分泌一种促进红细胞生成的激素，作用于骨髓造血系统，加快红细胞的产生。这就是为什么肾脏功能衰竭的患者，也会出现贫血。此外，肾脏能加工维生素 D，使其成为具有活性的物质，在人体内发挥作用，促进钙、磷在胃肠道的吸收，因此，我们的牙齿和骨骼的健康，也有肾脏的一份功劳。

子琳：

你提到的这些肾脏功能，我以前从没听说过。经你这么一说，我觉得肾脏太重要了，**平时我们该如何保护好它们呢？**

陈罡：

我为你提供一个保护肾脏的数字锦囊。若想肾脏安好，记住三个数字：6，1，8。第一个"6"指的是要避免做的 6 件事，分别是：不能高盐饮食，不能吸烟，不能大量饮酒，不能过量使用镇痛药或有潜在肾脏风险的药物，不能忽视尿路感染，不能忽视血糖和血压管理。

第二个"1"是指，每年需进行一次肾功能和尿常规检查。要知晓，肾脏是一个很沉默的器官，许多肾脏病患者都是通过体检才发现自己患病的。

子琳:

嗯，这些条目我都记下来了。让我猜猜，最后一个"8"是**每天 8 杯水**吗？

陈罡:

对，你很聪明。肾脏呢，就如同坚强却又娇嫩的莲花，泡在水里没啥问题，长时间不浇水，就会枯萎。这里的"8"还有另一种含义，即**每天睡眠 8 个小时**。然而，8 杯水和 8 个小时睡眠，并非准确的固定数字，我们想说的是，保护好肾脏，也需要保持充足的饮水和睡眠。

子琳:

陈医生，听你这么一说，我不敢继续熬夜了。你刚才还提到，**肾脏是很沉默的器官**，这个我应该怎么理解呢？

陈罡:

的确是这样。肾脏干活多，抱怨少，它们吃苦耐劳的程度远超过我们的想象，即便有一点儿损伤，早期也不会有什么症状。不过，要知道，随着年龄的增长，肾脏里的零部件也会慢慢老去，肾功能会缓慢减弱。假若一辈子无大碍，肾脏通常够我们用一辈子，因为肾脏是极度容忍的器官，剩下的零部件会主动接过多余的活儿，直到零部件损坏的程度达到 3/4 以上，剩下的肾脏才干不动，开始撂摊子了——这就是所谓的肾衰竭。

子琳:

所以，那些捐出一个肾脏给别人的人，仍然可以正常生活，也是因为剩下的一个肾脏还能继续承接原有的工作，是吧？

陈罡:

是这样的。肾移植的供者和受者都仅有原先 1/2 的肾功能，他们之所以能够健康地生活，是因为距离丢失 3/4 肾功能的界限尚有一段距离。事实的确如此，一般来讲，提供单侧肾脏的供者的生存预期与一般人群并无太大差别。

子琳:

原来我们的两个肾脏这么厉害，是造物的恩赐，也是奇妙的备份呢！谢谢陈医生，我现在对肾脏有了更深的了解。

陈罡:

好了，刚好饭菜也上齐了，我们就开饭吧。谢谢子琳又送礼物，又请客吃饭。

子琳:

在吃饭之前，我要先喝一大杯水。

6.2　多喝水就不会得肾结石吗?

在生机勃勃的大自然中，每一股清泉都如大地母亲轻声吟唱的摇篮曲，温柔地抚慰着每一寸土地。水是自然界的精灵，以其纯净的特质滋养着万物，也凭借柔和的力量，参与着人体内众多的生理过程。它不仅承载着生命的节奏，更是健康的守护使者。

然而，在由水编织的生命之网里，肾结石犹如一颗颗顽固的石子，常常在不经意间打破宁静，带来疼痛与不安。

在晚上与陈医生的交流中，子琳已领悟到适量饮水对肾脏的好处。她决心像一位细心的园丁，精心呵护自己体内的肾脏之莲。但知识的海洋深不可测，新的问题仿若海浪持续涌现。晚饭后刚回到家，子琳心里冒出一个新的疑问：多喝水，是否同样能成为抵御肾结石的坚实盾牌？二话不说，她又拨通了陈医生的电话。

子琳：

陈医生，我已经到家了。今天晚饭时的聊天很开心，我又学到了好多知识。

陈罡：

我刚迈进家门，正沉浸在靠着那丁点儿医学知识，就让你请了一顿饭，还收获了如此妙趣横生的礼物的喜悦之中。不过，你现在给我打电话，哪会只想轻飘飘地说一句"到家了"，快别卖关子，说吧，这回到底又想到什么问题啦？

子琳：

被你猜到了！我刚才在路上就忍不住琢磨：**多喝水真能完全避免肾结石吗**？感觉大家都在说，多喝水就万事大吉。真是这么简单吗？我可不想像小石头一样，突然在肾脏里多颗"宝贝"！

陈罡：

哈哈，你的担心并非毫无道理。多喝水的确是一项关键的预防措施。水可以稀释尿液，降低矿物质的浓度，进而减少结石形成的风险。不过，肾结石的形成实则是一个复杂的过程，牵涉到多种因素。然而，大晚上聊起"石头"这个话题，让我想给你讲讲这些"石头"背后的睡前故事。

子琳:

好呀，你说的有关医学的小故事，从来没让我失望过。

陈罡:

我想，这一次也不会让你失望。

你知道吗？有一些考古学家在木乃伊身上发现了肾结石。实际上，肾结石的医学发现可追溯到古代。那时的人们虽没有现代的医学手段，但已注意到某些饮食习惯和生活方式与结石的形成有关。进入现代医学时代，医生们拥有了 X 射线、光谱学和质谱分析等手段，开始详细研究结石的成分和形成机制。医生发现，绝大多数肾结石由草酸钙、磷酸钙、尿酸或胱氨酸等物质沉积而成。而且，肾结石的形成是一个复杂的过程，涉及尿液中矿物质浓度的增加、尿液 pH 值（酸碱值）的变化、尿路感染、遗传等多种因素。

子琳:

哇，我真没想到，居然连古埃及人身上都有肾结石！可见这个问题既古老又顽固。不过，你刚才提到草酸钙以及肾结石的形成机制等，听起来有些复杂，能不能简单说一说**这些成分究竟是怎么变成"石头"沉积在肾脏的**？

陈罡：

当然可以。你可以把肾脏想象成一个复杂的过滤系统，它不但能排出废物，还会保留身体所需的营养物。然而，当尿液中有过多的草酸、钙或者其他矿物质时，这些物质会在肾脏或尿道中逐渐聚集，形成结晶。这就像水壶底的水垢，时间一长，就会变成硬邦邦的石头。

子琳：

这个过程光是想象一下，就感觉不太妙。**这些"水垢"是怎么来的？**你刚才提到的草酸、尿酸之类的，**跟我们平时吃的东西有关系吗？**

陈罡：

没错儿，这就是重点了。

我们之前提到的草酸是一种常见有机酸，存在于很多常见的食物中，在很多蔬菜和瓜果中存在，比如菠菜和甜菜。我们生食菠菜的时候，会尝到一点儿轻微的苦涩口感，那就是含有草酸盐的缘故；其他一些常见的食物中，比如巧克力、坚果，草酸的含量也不少。尿酸则与摄入过多的红肉、海鲜和酒精有关。磷酸钙也是肾结石中常见的成分之一，特别是当尿液 pH 值升高，碱性越强时，磷酸钙就更容易结晶形成结石。所以，仅仅依靠多喝水这种单一的方式，是远远不够的。容易形成肾结石的人，还需要留意饮食的平衡，避免毫无节制地摄入那些高草酸和高嘌呤的食物；而明确磷酸钙结石的患者，限制过多的磷摄入可能也有帮助。

另外，遗传因素也不能忽视，有些人天生代谢某些物质的能力相对较差，患上结石的可能性会更高。比如说，胱氨酸尿症就是一种遗传性疾病，使人更容易患上胱氨酸结石。如果患者的家族中好几代人都有较高的结石发病率，我们就需要考虑有没有遗传因素在作祟。又或者，某些特定的基因变异导致身体处理草酸、尿酸等物质的机制出现缺陷，从而使得这些人在饮食稍有不慎的情况下，就更容易被结石所困扰。

子琳：

哇，这么多讲究！那我以后得好好注意了。不过，陈医生，你提到的草酸钙结石或者磷酸钙结石，往往都与钙有关。我们都知道，牛奶中含钙多，那么肾结石患者是不是也需要限制牛奶的摄入呢？

陈罡：

子琳，你提出了一个很好的问题。事实恰恰和你的直觉相反，适量摄入钙质，特别是通过饮食摄入，对于预防肾结石是有益的。这是因为食物中的钙可以在肠道中与草酸结合，形成不溶性的草酸钙，这样一来草酸钙就不容易被吸收进入血液，从而减少了尿液中的草酸含量。

牛奶是一种很好的天然钙源，而且含有的其他成分（比如钾和镁）也有助于减少肾结石的形成。因此，肾结石患者不需要避免摄入牛奶，反倒应该日常适量饮用牛奶。

我们还需要注意，如果钙是通过补充剂的形式摄入的，尤其是在空腹时服用，这些钙质就可能会被直接吸收进入血液，然后通过肾脏过滤，这样反而可能增加尿液中的钙浓度，增加草酸钙结石的风险。

当然，每个人的情况都是独特的，经常发生肾结石的患者，建议在医生的指导下，根据自己的具体情况来调整饮食。如果经过检测，患者尿液中钙的浓度较高，医生可能会建议调整钙的摄入量或来源。

子琳：

听完之后，我又想在睡前喝一杯牛奶来保养了。没想到小小的肾结石竟有这么多因素在作祟。我觉得能生活在现代还是很不错的，古人是不是没有什么办法对付这些讨厌的"石头"呢？

陈罡：

其实古人也有一些方法应对肾结石，比如使用草药，但这方面的有效证据不太充分。对于反复出现大型膀胱结石的人，还有膀胱切开术这样的手段，但这往往伴随着巨大的痛苦和风险。

19～20世纪之后，随着现代外科手术的发展，特别是抗生素和现代麻醉技术发展和普及之后，肾结石的治疗才逐渐变得有效和安全。再以后，随着体外冲击波碎石术和内窥镜技术的引入，肾结石的治疗真正进入一个新的时代。

子琳：

真没想到，这些小"石头"背后竟有如此多的故事！每次听陈医生的讲解，都会让我对这些看似遥不可及的医学知识有了更深入的理解。从古埃及的木乃伊到现代的高科技治疗，肾结石的治疗历程宛如一部精彩的史诗。现在我明白了，**不管时代怎样变化，追求健康和知识的步伐从未停止。**

陈罡：

能帮你解开疑惑，我也很开心。记得平时多照顾自己，别让那些"石头"有机可乘。多喝水，均衡饮食，让它们知道你不好惹。不过，万一哪天运气不佳，它们真的找上门来，别担心，我随时待命来帮你。

子琳：

别乱说，我才不要得肾结石呢。我要去睡个好觉了。晚安，期待下次再听到你讲的医学故事。

6.3　如何透过尿液来看健康？

　　在人体里，肾脏扮演着默默无闻却至关重要的角色。它们不分昼夜，静静工作，是我们体内不知疲倦的清洁工，帮助我们过滤血液中的废物，维持着生命之水的平衡与纯净。尿液，这看似不起眼的液体，是肾脏辛勤劳作的见证，更是它们智慧与勤劳的"汗水"。

　　自从和陈医生聊了一些肾脏的知识，子琳意识到尿液的重要性。这种由水、代谢废物、尿酸、肌酐等元素精心调配的混合物，不仅仅是排泄物那么简单，它如同一面镜子，映照出我们肾脏的健康状况。每一次清澈的水流，每一次颜色的微妙变化，甚至是那些不易察觉的泡沫，都可能是肾脏向我们传递的健康信号。下班后，她来到陈医生的办公室，打算一次问个明白。

子琳:

陈医生好，下班路上正好路过你工作的医院，想看看能否在办公室偶遇你。果不其然就撞见你了，看来，医生下班的时间太晚了。

陈罡:

哈哈，子琳，你真是来得巧啊，其实我正准备下班。不过，医生的下班时间确实比较不固定，有时候需要处理一些紧急情况，就得延迟下班了。你今天来找我，是又有什么问题要问我吗？

子琳:

被你猜到了。最近你提到肾脏的重要性之后，我就开始留意尿液的变化了。我想知道**尿液的颜色、气味的变化都代表着什么，它们真的能帮我们了解身体的状况吗**？

陈罡:

你关注尿液的变化是非常明智的，因为尿液确实能够反映出很多健康信息。在一定程度上，尿液可以看作健康的 "晴雨表"。

子琳:

比如有时候，我注意到自己的**尿液颜色呈深黄色，是不是就说明我的身体出现问题了**？

陈罡:

深黄色的尿液通常意味着你可能饮水不足，肾脏在努力地浓缩尿液，以保留更多的水分。如果这种情况是短暂的，只要多喝水，尿液的颜色很快就会恢复正常。但如果长期出现深色尿液，那就需要注意了。

子琳:

的确，尿色深黄的时候，往往都是我出汗多或者饮水少的时候。**尿液出现其他颜色的时候，是否都是很重要的预警信号灯呢?**

陈罡:

也不完全是这样的。有时候，尿液颜色的变化可能与饮食有关。例如，进食甜菜后，尿液可能变为粉红色；吃了芦笋后，尿液可能略带绿色；而番泻叶会使尿液呈现紫红色。这些情况通常无害。

但是，有几种特殊的尿液颜色需要格外留意。若尿液长期呈棕黄色，那就得小心了，这或许是黄疸所致，当然，也要注意排除部分药物的影响，比如核黄素或复合维生素 B 也会让尿液变成此种颜色。倘若尿液变成红色，如同洗肉水一般，那可能是泌尿系统出了毛病，比如肿瘤、结石、结核或者肾小球肾炎。

还有一些更为特殊的情形，乳白色的尿液可能见于乳糜尿，这通常与淋巴系统障碍有关，特别是在丝虫病感染导致淋巴液进入尿液的情况下。深棕色的尿液，像可口可乐或酱油那样的颜色，常见于剧烈运动后出现的横纹肌溶解。最为罕见的是黑色尿液，可能是黑色素瘤或急性间歇性卟啉病的表现。

子琳：

你说的这些疾病的名称，让我感到云里雾里。不过，我是不是能这么理解，**如果尿液的颜色和平时不一样，大家可以先想想今天有没有吃什么特殊的东西，但如果尿液的颜色特别怪，并且持续的时间比较长，就一定要去看医生**？

陈罡：

你总结得很对，的确是可以这么理解。

子琳：

那尿液的气味呢？有没有什么特殊的意义？我有时候喝完咖啡，觉得尿液也有咖啡的气味，这也是正常的吗？

陈罡：

正常来讲，尿液散发着淡淡的氨味。但就像你说的，在多数状况下，尿液气味的变化往往是食物在作祟。咖啡只是其中之一，还有其他的典型例子，其中芦笋最为出名。人们进食芦笋之后，尿液的气味会充斥浓烈的霉鸡蛋味，奇怪的是，并非所有人都能捕捉到这种气味，因为只有22%的人拥有能察觉到这种气味的特殊基因。像金枪鱼、洋葱、藏红花之类的食物，在被吃下肚后，它们的独特气息也会沾染到尿液之中。在古罗马时期，那些贵妇为了让自己的尿液弥漫着"高贵"的玫瑰香气，竟然大胆尝试服用松节油，这无疑是极不可取且愚蠢至极的行为，要知道，松节油是带有毒性的。

子琳：

看来，历史上总是不乏这种为了"美"而牺牲健康的例子，实在不值得。陈医生，这些尿液颜色和气味的改变，古代肯定也有人注意到。那么，那时候的人们会把尿液和一些疾病现象联系起来吗？

陈罡：

你这个问题很有意思！实际上，在古代，尿液的确是医生诊断疾病的重要工具之一。你听说过"尿占"吗？这是古代中医通过观察尿液的颜色、气味、浑浊度等，来判断病情的一种方法。例如，古人认为尿液过于清澈或许是寒证，而尿液过黄可能是热证。在西方医学史上，尿液分析有着悠久的历史。最早的尿液分析记录可追溯到公元前400年，希波克拉底就曾提出通过观察尿液来诊断疾病。

到了中世纪，欧洲的医生还曾使用一种被称为"尿瓶图"的工具，这是一种特制的透明瓶子，被用于观察尿液的颜色和沉淀物，从而判断患者的健康状况。

子琳：

原来尿液在医学史上有这么多故事！那我们现在每年体检都会做的尿常规检查，和古代的"尿占"相比应该精确很多吧？

陈罡：

那是当然。我们不仅可以通过肉眼观察尿液的颜色和浑浊度，还可以使用各种化学试剂和仪器来检测尿液中的具体成分。比如，我们现在可以通过尿常规检查结果，分析尿糖、尿蛋白、红细胞、白细胞、酮体等多种指标，帮助我们更早地发现潜在的健康问题。

子琳：

在尿常规的化验结果中，有哪些指标是我们需要特别留意的？

陈罡：

尿常规能揭示许多健康信息，我给你——道来。

比如，正常尿液中的蛋白质含量非常低，通常无法在尿常规里检出。如果检查发现尿蛋白阳性，可能意味着肾脏的过滤功能出现问题，这在肾小球肾炎患者中比较常见。

再比如，尿液中本不该有葡萄糖的存在。如果尿糖检测呈阳性，尤其是在血糖控制不良的情况下，这可能是糖尿病的征兆。

还有尿潜血和尿红细胞，即使尿液看不出问题，但如果尿红细胞明确升高，就可能提示泌尿系统有出血或炎症，这时候需要进一步检查。

此外，尿液中发现白细胞的话，需要警惕泌尿系统感染，尤其是同时发现尿液中含有细菌时。

子琳：

这么看来，尿液检查真的是身体的"晴雨表"。我还有一个问题，有一次我看到自己的尿常规检查报告，里面**没有显示白细胞计数升高，但发现了细菌**，这是不是也意味着感染了？

陈罡：

不一定。尿液中发现细菌有时仅仅是污染所致，比如采集尿液样本时受到外界污染，这种情况很常见。真正有意义的感染通常伴有尿频、尿急、尿痛等症状。倘若怀疑存在感染，医生会建议进行更为精准的中段尿培养来确定。

子琳：

今天我又大开眼界，原来尿液能告诉我们这么多信息。陈医生，你看聊着聊着，已经到了晚饭时间，请我到你们医院食堂吃一顿好吃的吧。

陈罡：

好啊，刚好我收拾完了，那我们走吧。

6.4　肾移植后的生活是怎样的?

肾脏就像两座悄无声息的灯塔,坚定地伫立在生命的海洋中,照亮我们前行的漫漫征程。它们默默无闻又矢志不渝,每一个肾脏都犹如不知疲倦的工匠,夜以继日地劳作着,精心过滤着血液中的毒素与杂质,让我们的身体澄澈如初。然而,一旦这两座灯塔被病魔的阴霾所笼罩而黯淡无光,现代医学那宛如魔法的肾移植,便恰似一道划破黑暗的曙光,成为重新点亮灯塔的希望。

陈医生和子琳一同前往医院食堂。在长廊上,一张关于肾移植的海报吸引了子琳的目光,激起了她对这一话题的浓厚兴趣。海报上的文字和图片,无声地传达了一个信息:肾移植,是慢性肾衰竭患者新生的机会。

在食堂的一隅,子琳和陈医生寻到了两个安静的座位。

周围是医护人员轻声的交谈以及餐具轻微的碰撞声，散发着宁静和温馨的氛围。子琳满脑子都在思索刚才的那张海报，她意识到，肾移植不只是一场手术，更是一段有关奉献、勇气和希望的旅程。

子琳：

陈医生，我看到这张关于肾移植的海报，它说移植能带来"新生"，这究竟意味着什么？**那些接受肾移植的人，他们的生活会有哪些变化？**

陈罡：

子琳，你的好奇心真是无处不在啊。肾移植对很多慢性肾衰竭患者来说，确实像是重新获得了一次生命。想象一下，肾衰竭患者之前可能每周得花上好几个小时躺在透析机旁边，身体像一艘发动机失灵的船，只有靠外力推动才能勉强前行。而肾移植就像是为这艘船装上了新的发动机，突然之间，海阔天空，这艘船能自主航行了。

子琳：

这么一说，确实像重获自由。**他们的生活真的能完全恢复正常吗？**是不是可以随心所欲地生活了？

陈罡：

嗯，这个问题很关键。移植后的生活确实会改善很多，但这个"随心所欲"还需要加上一些限制。毕竟，移植的肾脏是"外来物"，人体的免疫系统会攻击它，这个过程就是排斥反应。为了防止排异现象的发生，移植后的患者必须长期服用免疫抑制剂。你可以把这些药物想象成一位护卫，时刻保护着移植的肾脏不被身体的免疫系统攻击。但这位护卫有时候也会闹点儿小脾气，比如让身体更容易感染，或者导致高血压、糖尿病等问题。因此，移植后患者需要定期体检，确保身体各项指标都在安全范围内。

子琳：

所以，虽然这位护卫有点儿"小脾气"，但也算是一个功臣，不能缺席。不过，听起来移植之后的生活还是会有些小麻烦，**生活中还会有其他的严格限制吗**？

陈罡：

你这么理解也没错。这位护卫确实有点儿"霸道"，患者的生活需要适应他带来的变化，比如要特别注意避免感染，还要保持健康的生活方式。饮食上也有一些要求，比如减少盐分摄入，适当控制蛋白质的量。还有一些药物在使用过程中，需要监测药物浓度和副作用。不过，和透析相比，这些要求就像是小波浪，而透析则是大风大浪。很多患者在移植后，可以重返工作岗位，参加社交活动，甚至还能进行适度的运动，重拾他们喜欢的生活方式。

子琳：

原来如此，肾移植听起来确实是很不错的"新生"。我有些好奇**肾移植供者的生活**，陈医生之前也提过，多数情况下，捐一个肾脏不会影响到日常生活，**完全没有影响吗**？

陈罡：

这是一个非常好的问题。肾移植是一件很神圣的事情，对于贡献了一个肾脏的供者，他们的奉献精神着实值得大大赞扬。医生们也会和供者好好宣教，告诉他们照顾自己肾脏的生活方式，要把它当成一台珍贵的单发动机设备来维护。大多数供者在捐献后，剩下的那个肾脏会承担全部工作，并且在大部分情况下，它能很好地完成任务。研究显示，供者的生活质量并不会显著下降，他们的身体可以逐渐适应这种变化。当然，定期体检是必要的，这就好比给这台"发动机"做定期保养，确保它保持最佳状态。

子琳：

嗯，那就好。我还想知道，是谁先想出来可以把一个人的肾移植到另一个人的身体里的？肾移植技术是怎么发展到今天的？这段历史一定很有意思吧？

陈罡：

当然，医学史就像是一场冒险旅程，总有新的发现和突破。肾移植的历史可以追溯到 20 世纪初，那时候的科学家还在做一些动物实验，探索这种全新的治疗方法。你可以想象，那个年代的医生就像是一群"科学探险家"，在未知的领域中不断前行。真正让肾移植从梦想变为现实的时间点是 1954 年，当时一对同卵双胞胎成功地完成了人类历史上第一例长期存活的肾移植手术。因为他们是双胞胎，身体基因非常相似，免疫系统的排斥反应微乎其微，这使得手术成功率大大提高。

子琳：

哇，听起来，肾移植真的就像是**"点燃新生的火炬"**呢，在这一过程中，一代又一代的医生和科学家在不断传递着火种。

陈罡：

的确很神奇！但这只是一个开始。随着时间的推移，科学家发明了更有效的免疫抑制剂，特别是20世纪80年代的环孢素，让肾移植成为更切实可行的肾衰竭治疗手段。今天，我们不仅可以通过更精准的配型技术来增加移植成功率，还在研究如何通过基因编辑技术减少排斥反应，甚至有希望在未来利用干细胞培养出新的肾脏。不过，我们距离能够完全培养出功能性肾脏还有很长的路要走。

子琳：

未来真是充满了可能性！前一段时间我看新闻，听说美国和中国的科学家都**把猪肾移植到人类的身体里**了。陈医生能说一下这个信息吗？

陈罡：

你很关注前沿新闻啊！是的，最近这项跨物种移植的研究确实引起了不少关注。科学家正在尝试将经过基因编辑的猪肾移植到人体中，这被称为"异种移植"。这种技术的核心在于，通过基因编辑，猪的肾脏表面那些容易引起人类免疫系统攻击的分子被修改或去除，从而降低了排斥反应的风险。

想象一下，这就像是给猪肾脏穿了一件"伪装衣"，让它看起来更像人类的器官。虽然这项技术还处于早期阶段，我们仍需克服许多挑战，比如长时间的功能维持和安全性问题，但它确实为解决器官短缺问题带来了新的希望。未来，也许我们可以看到更多这样的"异种移植"案例。就像你说的，这个领域真的充满了可能性，不过现阶段仍有大量伦理、技术和免疫方面的挑战。

子琳:

听你这么一说，我更觉得医学的发展简直就是一部不断演变的科幻大片。

陈罡:

确实如此，医学的进步总是在不断刷新我们的想象力。希望未来，肾移植能为更多的患者带来真正的"新生"，让他们的生活更加美好。快来享受晚餐时间吧，我跟你说，我们食堂的蔬菜沙拉新鲜又美味。

子琳:

听起来不错，让我们为健康干杯!

子琳：肾脏小笔记

嘿，各位朋友们，集合啦！今天，我们要来聊聊我们身体的超级"清道夫"——肾脏！这两位默默无闻的"劳模"，每天都在辛勤工作，维护着我们体内环境的平衡和稳定，就像两个不停转动的小小净化器，过滤掉血液中的毒素和杂质。

大家一定都听说过尿毒症，就是因为肾脏闹罢工，不能正常工作造成的大麻烦。所以，希望我们保护好肾脏，让它们永远年轻，永远充满活力，千万别撂挑子！

陈医生说，原来肾脏不仅仅是净化器，它们还有好几项"兼职"呢！比如说，它们帮助身体调控血压，还能分泌一种促进红细胞生成的激素，让我们的骨髓造血系统平稳工作，源源不断地产生红细胞。它们还能加工维生素D，让钙和磷在胃肠道里更好地吸收，使我们的牙齿和骨骼强壮，神奇吧？

想让肾脏永葆青春，我们得好好待它们，不能吃得太咸，不能抽烟，不能喝酒过量，更不能乱吃镇痛药。如果药品说明书上写了"有潜在肾脏风险"，那我们得小心了，得遵医嘱使用。

　　还有，我们不能忽视尿路感染，不能忽视血糖和血压管理。肾脏是一个只会埋头苦干，就算累了病了也不抱怨的器官。所以，就算没症状，也不代表肾脏一定健康。每年必须做一次肾功能和尿常规检查，这是对它们的关怀和呵护。

　　对了，还有肾结石这个小坏蛋，多喝水是预防它的好方法，但别以为光靠多喝水就万事大吉了。肾结石的成因很复杂，我们得从多方面来预防和应对。

　　至于尿液，它是反映身体健康的镜子。如果尿液的性状不对劲，那可能就是身体给我们发信号。具体是什么信号，尿常规检查会给出答案，这是判断肾脏疾病的重要手段。

　　务必好好对待我们的肾脏！

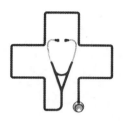

第 7 章
免疫的迷雾

7.1　年轻漂亮的女生容易得红斑狼疮吗？

在生命的舞台上，免疫系统扮演着幕后英雄的角色，它默默无闻地守护着我们的健康，抵御外界的侵袭。它如同一位神秘的守护者，穿梭在细胞之间，用它那几乎无形的触手，感知着每一个异常的信号，维护着我们体内的平衡与和谐。然而，在某些时候，这位守护者可能迷失方向，错误地将自身的组织视为敌人，引发一场无妄的战争——这就是自身免疫病，红斑狼疮便是其中之一。

夜幕降临，城市的喧嚣渐渐沉寂，子琳坐在家中温馨的小书房里，手中捧着一本小说，书中"轻舞飞扬"的故事让她心有戚戚。轻舞飞扬，一个年轻而美丽的生命，刚刚在舞台上绽放，却不幸被红斑狼疮这个疾病纠缠。子琳记得，曾在一次聚会上听到朋友提起，红斑狼疮似乎更偏爱那些年轻漂亮的女生。这个说法挠得她心里痒痒的，她决定向陈医生求证。

子琳轻轻地合上书本，走到窗前，望着夜空中的星星，拿起手机，给陈医生发了一条微信。

子琳:

　　陈医生，晚上好。我正在读一本小说，书中有个角色叫轻舞飞扬，她年轻、漂亮，却被红斑狼疮缠上了，让我感到很哀愁。请你给我讲一点儿免疫相关的知识，我想求证一个说法：**年轻漂亮的女生真的容易得红斑狼疮吗**？

陈罡:

　　晚上好，子琳。那本小说我也有所了解，它已经有些年头了，是什么让你重新翻开了它？里面的"轻舞飞扬"确实是一个让人心疼的角色，红斑狼疮也是一种让人困惑的疾病。不过，你提的这个问题很有趣——是不是"年轻漂亮的女生"更容易得红斑狼疮呢？其实，红斑狼疮确实更偏爱年轻女性，但这和"漂亮"无关。

　　话说回来，子琳，你这么问，不会是担心自己容易患上免疫系统疾病吧？

子琳：

哈哈，陈医生，你真会开玩笑！虽然我也想自夸一下年轻漂亮，但主要是好奇。不过，听你这么一说，我确实有点儿紧张了……

陈罡：

哈哈，别紧张，子琳。虽然红斑狼疮更常见于年轻女性，但并不意味着你就会得这种病。免疫性疾病的发生涉及遗传、环境、激素等多种复杂因素，并不单单取决于性别或年龄。更别说"漂亮"了，真要是靠颜值得病，那就说不过去了，对吧？

子琳：

你说得对，毕竟我们还是得相信科学。不过，**为什么红斑狼疮会突然攻击人体呢**？"轻舞飞扬"明明很健康，怎么突然就得病了？

陈罡：

这就是红斑狼疮的迷雾所在。它的发病原因至今没有完全弄清楚，但我们知道它是多种因素导致的，包括遗传、环境、激素等。你可以把它想象成一幅复杂的拼图，很多片段都在其中起作用，但我们还没有完全拼凑出完整的图像。

至于发作的触发因素，可能是感染、紫外线暴露、压力等。

多种多样的因素有点儿像打破平衡的最后一根稻草，使得免疫系统的误判最终发生。

子琳：

听你这么说，我好像对这个疾病有所了解了。而且，了解得多了之后，反而不那么担心了。

陈罡：

正是如此。了解背后的科学原理，才能真正看清事物的本质。红斑狼疮确实更常见于年轻女性，但这和外貌无关，而是与免疫系统的复杂性密切相关。

子琳：

哇，这样听起来，免疫系统还挺容易被搞糊涂的。红斑狼疮一直都这么难缠吗？

陈罡：

可以这么说。红斑狼疮的名字来源于拉丁文中的"狼"和"斑点"，因为患者的面部皮疹让人联想到狼的咬痕。早在中世纪，这种疾病就被记载在案，不过那时候人们对它几乎一无所知。直到 20 世纪，随着免疫学的发展，医生才逐渐揭开了它的神秘面纱。

不过，虽然我们对红斑狼疮的认识增加了，但它依然是一种难以治愈的疾病。幸运的是，现代医学已经发展出了多种方法来控制和管理这种疾病，使得许多患者可以过上相对正常的生活。

子琳:

遗憾的是，小说里的"轻舞飞扬"最后还是死了，**有了现在的新办法之后，红斑狼疮还会很难治吗**?

陈罡:

"轻舞飞扬"的故事确实让人心碎，不过你要知道，就在这短短的十几年里，医学已经取得了很大的进步。现在，红斑狼疮的治疗手段比过去要多得多，死亡率也大幅下降。

现在，我们有了更好的药物来控制炎症和抑制免疫系统的异常活动，比如糖皮质激素、免疫抑制剂，甚至一些生物制剂。这些药物可以有效减轻症状，延缓疾病进展。

而且，新的治疗方法正在不断涌现。比如，靶向治疗已经成为一个非常有前景的方向，它能够更精准地对抗引发疾病的免疫细胞或分子，而不会像传统药物那样对整个免疫系统进行"扫荡"。

另外，有一种非常前沿的疗法正在被研究并初见成效，那就是CAR-T细胞疗法。这种疗法最初是为治疗癌症开发的，它通过基因工程改造患者的T细胞，使它们能够精准地攻击并清除异常的免疫细胞。虽然目前CAR-T细胞疗法在红斑狼疮治疗中的应用还处于早期阶段，但已有研究显示它能够显著缓解症状，甚至在某些病例中让病情进入长期缓解状态。

子琳：

哇，这样听起来，真是充满了希望！展望未来，我突然觉得是不是红斑狼疮就可以完全治愈了呢？

陈罡：

目前还不能断言CAR-T细胞疗法或其他新技术将完全治愈红斑狼疮，但毫无疑问，随着医疗技术的进步，未来的治疗方法将变得更加有效，显著提升患者的生活质量。基因治疗、干细胞研究、个性化医学都是值得期待的。可以肯定的是，未来的治疗会越来越精准，越来越具有针对性。

子琳：

听你这么说，我心里也踏实多了。看来红斑狼疮这头"狼"，也不是不可战胜的，"轻舞飞扬"要是生活在新的时代就好了。

陈罡：

确实如此。虽然它是一头"狼"，但我们手上有武器，有战术，最重要的是，我们还有知识。我们还有很长的路要走，每一步的进展都让我们离最终战胜这种疾病更近一些。就像人类历史上战胜过的许多其他疾病一样，我们有理由相信与红斑狼疮斗争的未来也会越来越光明。

不过，子琳，太晚了，你也快点儿从那本小说里走出来吧。

7.2 如何识别自身免疫病的早期信号？

免疫系统拥有一股隐秘而强大的力量，它悄无声息地守卫着我们的健康，抵御着外来的侵害。它如同一位沉默的哨兵，时刻警戒着，确保身体这片土地的安宁。但是，当这位哨兵开始误认友为敌时，一场关于自我的战争便悄然打响——这就是自身免疫病的隐秘战场。

深夜，城市和夜色一同入睡，月光如水，静静地洒在子琳的书房内。结束了与陈医生的微信交谈后，子琳的心中难以平静。她躺在床上，辗转反侧，思绪如同夜空中的流星，划过心头，带着对免疫性疾病的无数疑问。最终，她决定起身，再次投入地查询免疫性疾病相关的资料。

子琳坐在电脑前，指尖在键盘上跳跃，她的目光在屏幕上快速扫过，搜寻着关于自身免疫病的蛛丝马迹。随着时间的流逝，她的笔记本上逐渐记满了密密麻麻的笔记，心中的疑惑却并未完全解开。

　　深夜的宁静被她指尖敲击键盘的声音打破，她开始准备给陈医生再写一封邮件。

发件人：子琳

收件人：陈罡医生

主题：如何识别免疫病的早期信号？

陈医生：

　　夜深人静，整个城市仿佛都沉睡了，只有我还在与这些复杂的医学问题纠缠不清。刚才和你聊完，我本以为能安心入睡，思绪却像被搅动的水面，久久不能平静。

　　我越想越觉得奇怪，**免疫系统和我们身体的其他器官真是大不一样**。比如心脏、肺，它们有固定的位置和形状，医生通过听诊、影像检查，很容易就能判断出是否有问题。免疫系统却像一群无形的士兵，分散在身体的各个角落，既没有固定的位置，也没有统一的形状。**这样的系统如何被医生们"看见"呢？而且，这么多的疾病是怎么被归类到自身免疫病中的？是通过什么样的标准呢？**

　　另外，我也在想，这些自身免疫病似乎特别难以察觉。毕竟它们的症状千差万别，有时甚至看起来和其他普通疾病没什么两样。比如，有的可能只是轻微的疲倦、关节疼痛，甚至皮肤上的一些小红点，可能很多人根本不会想到去做检查。体检时似乎也没有常规的项目专门检测这些疾病，那**普通人究竟该如何在早期发现它们的存在呢**？要知道，早发现、早治疗总是更有希望的。

你之前提到过一些免疫系统紊乱的早期迹象，但这些真的足够吗？**有没有什么特别的体征或者日常生活中的小细节，能够帮助我们警惕这些潜在风险**？或者说，你有没有**建议我们平时可以做哪些检查**，来尽早捕捉这些隐形的敌人？

不好意思，这些问题似乎一下子涌上了心头，或许是太累了吧，越想越多。不过，我真的很想知道这些答案。我知道你又要数落我晚睡了，我写完这封邮件就会睡觉。

期待你的回复。

祝好

子琳

发件人：陈罡医生

收件人：子琳

主题：回复：如何识别免疫病的早期信号？

子琳：

每次看到你深夜还在琢磨这些问题，我都会有些担心。熬夜对免疫系统并不友好，你要注意休息。免疫系统是一个精密而敏感的防御网络，而健康的作息就是它的"充电器"。如果你一直不让它充电，它的工作效率自然就会下降。不过，看到你对这些问题的浓厚兴趣，我也非常佩服你的求知欲。

免疫系统确实非常复杂，它不像心脏那样有明确的形态和位置，更像一支遍布全身的隐形军队，没有统一的阵地，但随时待命，守护着你身体的每一个角落。我们可以把它想象成一支"巡逻队"，随时在身体内巡查，识别并消灭入侵者。当这支巡逻队突然认错了目标，开始攻击自己人的时候，就会引发自身免疫病。

自身免疫病的分类是一个由历史和现代医学共同推动的过程。最初，医生主要依靠观察患者的症状来给疾病分类。在免疫学发展之前，这些疾病通常被认为是"不明原因"或"特殊类型的炎症"。随着科学的进步，我们逐渐认识到这些疾病的共性——免疫系统错误地攻击自身组织，于是这些疾病被归类为自身免疫病。

要确认一种疾病是否属于自身免疫病，通常有几种方法。医生会通过更细微的病理检查，看看特定器官或组织是否有免疫系统攻击的迹象。如果发现了，就可能是自身免疫病。随着免疫学的发展，尤其是抗体检测的应用，我们能够更精确地识别出这些"叛变"的细胞，从而更准确地诊断疾病。

对于有家族史的人群，有一些常规的检查项目可以帮助我们识别早期信号。例如：

1. 抗核抗体（ANA）测试：这是筛查自身免疫病的重要手段之一。特别是有红斑狼疮、类风湿关节炎等家族史的人，可以定期进行这一检测。

2. C反应蛋白（CRP）和红细胞沉降率（ESR）检测：这些炎症标志物可以反映身体内部的炎症状态。如果持续升高，可能提示有潜在的免疫系统问题。

3. 全血细胞计数（CBC）：通过检查白细胞、红细胞和血小板的数量和形态，可能有助于发现一些早期的免疫系统异常。

4. 甲状腺功能检测：自身免疫性甲状腺疾病（如桥本甲状腺炎）是常见的自身免疫病之一。如果有甲状腺疾病的家族史，可以考虑定期检查甲状腺功能。

5. 特定器官的影像学检查：如果有家族史，或出现了与某些自身免疫病相关的症状，比如关节疼痛，可以考虑做相应的影像学检查（如X射线检查、磁共振成像）来监测早期变化。

至于早期信号，有几个具体的方面值得注意。首先，持续的、无法解释的疲劳感可以视为免疫系统发出的一个"求救信号"。想象一下，当你家里的门铃报警系统被滥用时，报警不断，你自然会感到疲惫，这其实是身体在告诉你，免疫系统可能正在过度工作。其次，反复出现的关节疼痛、僵硬或肿胀，这些都类似于家里的门锁总是无缘无故卡住，这表明关节可能受到免疫系统的"误伤"。另外，皮肤上的异常变化，如不明原因的红斑、紫癜或持续不愈的伤口，都是免疫系统"误开火"的结果，就像你家墙壁上莫名其妙出现了几道划痕。频繁出现的口腔溃疡也可能是免疫系统错把口腔黏膜当作敌人进行攻击的表现。

我相信在未来，个性化医疗和基因检测技术的发展，有助于我们更早、更准确地识别这些"隐形敌人"。到那个时候，或许我们在体检时就能通过对基因和免疫状态的综合分析，提前预警可能发生的免疫系统问题，真正做到防患于未然。

希望这些能解答你的疑惑，也希望你现在能好好睡上一觉。免疫系统的"哨兵"需要你照顾好自己，才能继续守护你的健康。

祝好

陈罡

7.3 为什么现在过敏的人越来越常见?

免疫系统是一块支撑着健康大厦的平衡石。它以一种近乎神秘的力量,守护着我们免受疾病与外界侵扰的威胁。然而,当这架平衡的天平倾斜时,免疫的迷雾便悄然降临,过敏这种免疫系统的过度反应,正成为现代生活中一个日益增长的挑战。

当秋风扫过林间时,落叶铺就一条金黄色的地毯,我们走进了一个收获的季节。然而,随着气候转凉,空气逐渐干燥,总有一些过敏体质的人不能去享受秋季的浪漫。在季节的更迭里,过敏的寒意总是比秋凉来得更明显。

子琳才告别一段繁忙的工作,奔赴内蒙古,渴望在广袤无垠的大草原上放空自己。草丛没过子琳的膝盖,她纵情地享受着秋日的凉爽。然而,没多久,她的鼻子略感不适,喉咙也隐隐地发痒。这些恼人的不适感,令她顿时意识到,过敏恰似一个顽皮捣蛋的小恶魔，总是在人们不经意的瞬间蹦跶出来，肆意地扰乱身体原本的宁静与和谐。

她加快了脚步，驱车回到酒店，休息片刻。好转后，她心中不免有些焦虑，于是拨打了陈医生的电话。

子琳（轻咳几声）：

陈医生，我现在在内蒙古，想好好放松一下，可是刚才在草丛里走了一会儿，鼻子和喉咙突然开始发痒。我在想，是不是过敏了？

陈罡：

现在你还好吗？

子琳：

我休息了一会儿，现在已经好多了。

陈罡：

在脱离过敏环境之后，症状发生好转，这的确符合过敏的特点。秋天的草原虽然美丽，但对过敏体质的人来说，秋风带来的不仅仅是凉意，还有空气中的过敏原。过敏就像身体的一个"警报系统"，本来是为了保护我们，但有时候它反应过度，就像一只守门犬，看到一片树叶掉下来就开始狂吠。

子琳:

　　这么说，过敏反应就像是身体误判了一些"假警报"？我以前总听别人说春季容易发生"花粉症"，但现在是秋天，我怎么也会过敏？

陈罡:

　　其实，过敏并不局限于春季，秋季同样是过敏的高发期。秋季某些植物如豚草、蒿属植物的花粉量会增多，在内蒙古草原，这些植物还真不少。而且，秋天的天气逐渐转凉，空气干燥，这些变化会让空气中的悬浮颗粒等过敏原增多，秋风送爽的同时，它们也更容易被吸入呼吸道引发过敏。实际上，过敏在每个季节都可能发生，只是过敏原不同。春季以树木花粉为主，夏季则是草类，秋季更多的是树木花粉和霉菌，而冬季室内尘螨和宠物毛屑会更常见。对过敏体质的人来说，每个季节都有需要注意的因素。

子琳:

　　过敏真讨厌。我怎么感觉现在过敏的人越来越多？小时候好像没听说过这么多过敏的例子。

陈罡:

　　哈哈，说得好像你多大了似的，你的小时候距离现在也不过二三十年。不过，过敏在全球范围内确实越来越常见。环境变化、生活方式的改变，以及我们接触的物质都在影响着这个趋势。

有一种叫"卫生假说"的理论，这种观点还得追溯到19世纪末，当时的医生发现，那些在乡村长大的孩子比城市里的孩子更不容易过敏。这让人们意识到，接触多样化的环境可能对免疫系统的平衡有好处，而现代社会过于干净的生活环境让我们的免疫系统缺乏锻炼。就像一个久疏战场的士兵，免疫系统长期缺少"敌人"练手，反而容易对无害的东西产生过度反应。

子琳:

所以，小时候的我们玩泥巴、接触自然，反而能让免疫系统更平静？难道说，**为了预防过敏，年幼时就不能太讲卫生吗**？

陈罡:

哈哈，年幼时适当接触一些自然环境中的微生物，可能有助于免疫系统的正常发育，但并不意味着我们应该故意让生活环境变脏。毕竟，预防传染病还是非常重要的。关键在于平衡。其实，除了"卫生假说"，还有许多因素影响着过敏的发病率，比如，随着工业化的发展，我们接触到更多的化学品、污染物和室内过敏原，这些都可能影响免疫系统。此外，现代城市化带来的空气污染、饮食习惯的改变，都会增加过敏的风险。还有一个重要因素是诊断技术的提高和公众对过敏的认识增加，让我们更容易识别过敏，这也是我们感觉到过敏人数增多的原因之一。

子琳:

既然可能是对一些植物过敏，我现在**身处草原环境，该怎么预防**呢?

陈罡:

最关键的就是要尽量少接触过敏原。比如，在雨后空气较清新的时候出门，外面过敏原浓度会较低；出门时戴上口罩，这样能减少接触过敏原。还有，毕竟生活在现代社会了，我们有一些手机应用程序可以查花粉指数，指数高的时候尽量待在屋里。

回到室内，要尽快洗脸和更换衣物，避免将过敏原带入室内。如果可能，在花粉浓度较高的时候尽量少开窗。在室内环境里使用空气净化器，也可以减少过敏原的积累。

如果出现过敏症状，也别硬撑，找医生开点儿抗过敏的药，比如抗组胺药，能缓解症状。如果你发现每年差不多这个季节都会过敏，可以提前跟医生说，也许还能提前用药预防。

子琳:

仅是季节性过敏就这么让人头疼了，我还听说现在**食物过**

敏也越来越常见。比如，花生、牛奶、蛋白这些常见的食物，经常引发严重过敏反应。

陈罡：

这确实是另一个让人头疼的问题，食物过敏的发病率在过去几十年里也显著增加。严重时甚至危及生命，因此需要特别重视。

至于为什么会发生这种情况，原因可能与"卫生假说"有关，也与现代饮食习惯的变化密切相关。现在的食品工业中，添加剂、防腐剂的使用更加广泛，这可能在一定程度上影响了免疫系统。婴儿在生命早期阶段接触到的食物种类和时间点，也被认为可能影响食物过敏的发生风险。研究表明，适时地引入一些高致敏食物，反而可能帮助降低过敏的风险。

对已经确诊食物过敏的人来说，最好的预防办法就是严格避免食用相关食物，并随身携带应急药物，比如肾上腺素自动注射器。另外，培养良好的饮食习惯，尽量选择天然食物，减少食用加工食品，也有助于降低过敏风险。

子琳：

除了这些季节性过敏和食物过敏，还有什么特殊的过敏现象，可以和我们分享吗？

陈罡：

　　当然。过敏发生在我们生活的方方面面，比如药物过敏，有些人对青霉素、磺胺这类常见药物过敏；还有宠物过敏，就是对猫狗的皮屑或唾液过敏；甚至有些人对镍等金属，或者对化妆品、香水里的化学物质过敏。

　　还有一个挺常见的现象叫作接触性皮炎，就是皮肤接触到某些物质后产生过敏反应，比如有些人对珠宝上的金属、手表的表带，或者某些植物的汁液过敏，接触后，皮肤会起红疹和发痒。

　　另外，有些人会对紫外线过敏，叫作日光性荨麻疹，晒了太阳以后皮肤会有反应。还有的人对冷空气或者冷水过敏，一受凉就打喷嚏、起鸡皮疙瘩。

　　总之，过敏原千奇百怪，只有你想不到，没有它做不到的。关键是，如果你发现自己对某些东西过敏，最好的办法就是避免接触。

子琳：

　　事到如今，**医学已经高度发达了，但我们对待过敏还是以"躲避"为主吗**？我记得之前陈医生和我提过"过敏疫苗"这件事。

陈罡：

　　你记得很清楚，我们常说的过敏疫苗是过敏原特异性免疫治疗，通过逐渐增加过敏原的剂量，让免疫系统慢慢适应，最终减少过敏，这种技术会越来越成熟。

随着科学研究的深入，我们对过敏的理解也越来越全面。比如，我们知道肠道菌群和过敏之间可能存在联系，所以通过调整饮食或者使用益生菌，也许能够帮助改善过敏状况。

当然，我们还需要更多的研究来探索更有效的治疗方法。但无论如何，未来的治疗方法一定会更加多样化和个性化，对于过敏，我们并不是只能躲避。

子琳：

好吧，可怜兮兮的我，暂时不能穿越到未来，好不容易有一个小假期，居然只能蜷缩在房间里，隔着窗户看着外面的草原瑟瑟发抖。

陈罡：

哈哈，等过敏这个小插曲过去，你又可以自由自在了。不要让过敏夺走你的笑容。我在远方为你加油。

7.4 自身免疫病患者如何进行自我健康管理？

在北京城市的一角，有一座艺术殿堂。它的外墙由透明玻璃构成，宛如一块巨大的水晶，在阳光下闪耀着璀璨光芒。画廊内部，光线被巧妙引导，既有如轻纱般的柔和，又充盈着错落有致的层次。它们在一块块画布上欢快地跳跃、嬉戏，仿佛为每一幅作品轻柔地披上了一层如梦似幻的神秘面纱。

从内蒙古草原归来，子琳心中满是对自然之美的眷恋，也怀揣着因过敏而无法尽情亲近自然的遗憾。她买了两张画展门票，邀请陈医生一同欣赏这场艺术盛宴，以表达对陈医生的感激。

在一个阳光明媚的周末下午，子琳和陈医生走进了这座艺术殿堂。他们在一幅充满动感的抽象画前驻足。画面上，色彩斑斓的色块和线条相互交织，似乎在画布上自由舞动，营造出一种既混沌又有序的视觉效果。

子琳凝视着画面，轻声说道："这幅画让我想起秋天草原上的日出，阳光穿透云层，将大地染成金色。只可惜，因为那恼人的过敏，我无法亲近它们。"

陈医生则从画中领略到不同的意境："我看到的是免疫系统的微妙平衡，这些色块和线条就像免疫细胞及其作用，它们在身体内构建着一种既复杂又和谐的秩序。"

子琳（轻声一笑）：

陈医生，你真是把医学融入了生活的每个细节。不过，免疫系统的平衡真的那么容易被打破吗？

陈罡：

没错儿，免疫系统的平衡确实非常微妙，特别是对免疫系统已经出现问题的人来说。就像这幅画，如果这些色块和线条位置稍微偏移，整个画面的和谐就会被打破。同样，免疫系统一旦失衡，就可能导致各种症状的出现，甚至加重病情。

子琳：

那么自身免疫病患者，**除了按时吃药，还有什么其他方法来管理好自己的健康**吗？毕竟药物只能解决部分问题，日常的自我管理好像也非常重要吧。

陈罡:

你说得很对，自我健康管理是免疫性疾病患者生活中的一个重要部分。就像一位画家精心调配每一笔颜色，自身免疫病患者也需要在生活的各个方面细致入微地管理自己，才能维持身体的和谐。首先，患者需要定期监测自己的症状和体征，及时记录并反馈给医生，这有助于医生调整治疗方案。其次，要保持健康的生活方式，包括均衡饮食、适量运动、充足睡眠和避免压力，这些都有助于维持免疫系统的平衡。

子琳:

真的是"民以食为天"，我觉得还要加上一句"运动睡眠为地"，怎么感觉每次提到健康的自我管理，都会说到饮食、运动和睡眠，在免疫性疾病健康管理的世界里，这几方面有什么不一样吗？

陈罡:

哈哈，子琳，你说得没错，饮食、运动和睡眠确实是健康金三角，但对自身免疫病患者来说，它们就像是画家的调色板，每一笔都要更加精准和细腻。

想象一下，如果你是一位画家，你的画布是你的身体，画笔是你的饮食选择。那么，对自身免疫病患者来说，选择抗炎食物，比如富含 ω-3 的鱼类、深色蔬菜和浆果，就像是选用了温和的色调，有助于平息身体的炎症反应。而避免摄入那些可能引发问题的食物，比如常见的过敏原，就好像避开那些会破坏画面和谐的色彩。

子琳:

运动呢？我听说**运动也有助于增强免疫力**，你曾说过，自身免疫病恰恰是免疫力太强了，自己攻击自己，**如果运动过度，会不会适得其反**？

陈罡:

子琳，其实这句话中有一个常见的错误认识，自身免疫病并不是因为免疫力"过强"，而是因为免疫系统出现了"混乱"，错误地将自身的组织识别为外来的威胁，从而发动攻击。这就像是一场内部的"误战"，而不是对外的"过强防御"。

不过，运动对免疫系统的作用的确是双刃剑。适量运动可以增强免疫细胞的活性，提高身体对疾病的抵抗力；但过度运动则可能暂时抑制免疫系统，增加感染的风险。

想象一下，运动就像是给这幅画添加活力，适度的笔触能让画面更加生动，但如果用力过猛，颜色可能会混浊，甚至破坏了原本的构图。所以，自身免疫病患者应该选择适度的运动，比如散步、瑜伽或轻松游泳，避免剧烈或长时间的体力消耗。

自身免疫病患者运动时，要讲究可持续性和适度，而不是强度。就像欣赏这幅画一样，我们追求的是长久的美感，而不是一时的视觉冲击。同样，我们追求的是身体长期的健康状况，而不是短暂的身体爆发。所以，根据自身情况制订合理的运动计划，既能保持身体的活力，又不至于对身体造成过重的负担。

子琳：

　　睡眠不足和心理压力的影响呢？ 我总觉得自己感到压力大的时候，身体更容易出现一些莫名其妙的不适。

陈罡：

　　所以，你要改掉熬夜的坏毛病。睡眠和压力，确实对我们身体的影响很大。睡眠就像是这块画布上的基础色，它为整个作品提供了一个稳定和协调的背景。而压力呢，就像这幅画中的阴影部分，如果阴影过多，整幅画的光彩就会被遮盖。同样，过多的压力会抑制免疫系统的正常功能，甚至触发一些自身免疫病。因此，学会减压和保持心情愉快，对自身免疫病患者尤其重要。

子琳：

　　看来我有空得多去几次画廊，放松一下心情。有没有研究说，经常欣赏艺术，会减少免疫病或过敏疾病的发生呀？

陈罡:

嗯，你这个想法挺有创意的。虽然目前没有直接的研究证据表明欣赏艺术能减少自身免疫病或过敏的发生，但艺术的确有独特的疗愈力量。毕竟，身体和心灵是相互联系的。一个平和的心态，对身体的恢复和健康有着不可忽视的积极作用。

除此之外，就患有自身免疫病的人群而言，定期的健康监测也非常重要，特别是有家族史的人。比如定期检查红细胞沉降率和C反应蛋白水平，可以帮助监测炎症的情况。对于某些特定的自身免疫病，像系统性红斑狼疮，还可以通过检测自身抗体谱和补体水平来监测病情的活动情况。当然，最关键的就是遵从医嘱。

子琳:

提到免疫性疾病治疗的时候，我们的讨论总是离不开**激素和免疫抑制剂**，但现在我听说有些自身免疫病患者会使用**生物制剂治疗**，这是怎么回事？它们和传统药物有什么不同？

陈罡:

到目前为止，激素和免疫抑制剂仍是治疗许多免疫性疾病的重要手段，在医生指导下仍可安全使用。通常，治疗计划会依据患者的具体病情、疾病活动度以及个体差异来制订。生物制剂是我们手中的又一种新武器，它们通常是从生物体中提取的复杂分子，或者通过生物工程制造而成。和传统药物相比，生物制剂更为精准，能够针对特定的免疫细胞或分子，进而调节免疫系统的异常反应。这好比在这幅画里，如果我们想要调整某个特定的色块，生物制剂就能够帮助我们精确地改变它，而不会影响到整幅画作。

子琳：

好的，陈医生。没想到和你看个画展，还学到了这么多医学健康的知识。接下来，让我们好好享受这些美好的绘画作品吧。

陈罡：

好呀。其实自身免疫病患者管理自己的健康就像是在绘制一幅属于自己的画，每一个细节都需要用心呵护。只要坚持下去，就一定可以画出属于自己的美丽画卷。

子琳：免疫小笔记

这一章节的知识真是让人眼前一亮，居然提及年轻女性和疾病的关系，这是我一定要关心的内容。不过说真的，免疫性疾病这个话题，真是让人又好奇又害怕。系统性红斑狼疮，听起来就有点儿吓人，但陈医生告诉我们，虽然它的病因还是一个谜，但现代医学已经能够帮我们控制它，让患者的生活不再那么艰难。

免疫性疾病的发生很复杂，遗传、环境、激素等因素都可能成为幕后黑手。不过，别担心，陈医生已经为我们指明了方向：科学治疗和新药、新技术，这让患者有了健康生活的希望。药物控制炎症，抑制免疫系统的异常活动，听起来就像是在和病魔斗智斗勇。

陈医生还特别提醒我们，得了病不要怕，心理战也是关键。战胜病魔，从心开始，这样才能有好的效果。康复期间的注意事项，陈医生也都一一提醒，真是贴心。

至于过敏，这是一个普遍现象，不仅限于春天，一年四季都可能中招。环境和生活方式的变化，让过敏问题越来越普遍。陈医生建议过敏患者，首先远离过敏原——医院的变态反应科能帮我们找出具体的过敏原。

好的睡眠、饮食、运动，都是保持免疫力的好方法。不过，免疫力这个概念还是比较宽泛，陈医生提醒我们要重点关注免疫系统的平衡，保持平衡才是王道，自己最舒服的状态就是最好的。

希望陈医生关于免疫性疾病和过敏的小课堂，能给大家带来一些帮助和启发。记得，无论面对什么困难，保持乐观，积极面对，我们都能战胜它！

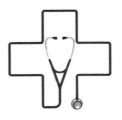

第 8 章
睡眠的力量

8.1 我们为什么要睡眠？

睡眠是白昼喧嚣后的温柔拥抱，是那深邃夜空中的宁静篇章，是繁星点点下的温柔庇护。它轻抚着白日的疲惫，为身心提供宁静的港湾，是恢复活力的神秘源泉。当夜幕降临时，万籁俱寂，睡眠便悄然降临，引领我们穿梭于梦境的隧道，探索内心深处的宁静与和谐。

陈医生与子琳自画展归返，月光倾洒在返程途中。分别之后，子琳回到家中，沐浴完毕，一如往常准备挑灯夜读。她望了望墙面上的时钟，已然将近晚上 11 点，陈医生关于睡眠重要性的提醒在她心头回响。子琳心中涌起了一丝好奇与思索，决定暂时放下手中的书卷。她拿起手机，给陈医生发送了一条信息，想要弄清楚睡眠和健康的关系。

子琳:

陈医生还醒着吗？我本来打算读书，可是想到你之前说睡眠对健康特别重要，我就对今晚的熬夜心有余悸了，想听你详细说说睡眠的重要性。**为什么我们会感到困？** 难道是因为有小精灵在耳边催眠吗？

陈罡:

哈哈，小精灵的确是一个有趣的称呼。不过，让我们感到困倦的，其实是身体内的两个"指挥官"。第一个"指挥官"叫昼夜节律，也就是我们身体里的生物钟，它每天都在嘀嗒作响，提醒我们什么时候该清醒，什么时候该休息。你可以想象成太阳和月亮在控制这个生物钟。到了晚上，月亮控制下的生物钟会让你觉得困倦，仿佛有夜晚的精灵在悄悄催促你入眠。第二个"指挥官"叫睡眠负债。白天我们醒着时，管理睡眠负债的"银行家"会记录下我们消耗的每一分精力。到了晚上，他会要求我们还债，也就是睡觉。研究发现，这种"睡眠压力"是通过大脑中的腺苷积累来实现的。腺苷越多，你就越困。

子琳:

哇，这样说真有意思！你说的腺苷是什么呢？它的积累和我们白天干的事情有关系吗？

陈罡:

简单来说，腺苷就是告诉我们何时该休息、何时能恢复活力的"疲劳指示计"。它是大脑中自然产生的化学物质，在我们清醒时会逐渐积累。白天，不管我们进行何种活动，腺苷都会逐渐增多，使我们感觉越来越困。到了晚上，当腺苷积累到一定程度时，它就会提醒我们该睡觉了，助我们在睡眠中恢复精力。这便是我们忙碌一天后会感到疲倦、需要睡眠的原因。一觉醒来，腺苷水平降低，我们就能精神饱满地迎接新的一天。

子琳:

听起来真有趣，当我们真正进入梦乡时，会是一种什么样的感觉？是不是就像进入了另一个世界？

陈罡:

可以这么说。其实睡眠如同一段神秘的旅程，带我们走进不同的"世界"。当你开始入睡时，大脑进入"浅睡眠"的世界，在这一阶段你或许还能对外界的声音、光线有一定感知，犹如刚踏进一扇门，脚尚未完全迈进去。接下来是"深睡眠"的世界，即慢波睡眠，这宛如进入一个宁静的山谷，在此，外界的喧嚣被隔绝，你的身体和大脑开始自我修复，恰似一个专注工作的修理工在悄悄为你更换零件。最后是"快速眼动睡眠"阶段，这时大脑活跃得仿若在开一场派对，五彩缤纷的梦境便是它的庆典，你会感觉自己仿佛置身于一个充满奇幻色彩的世界。

子琳：

听起来好像很刺激！**在浅睡眠阶段，我们的身体有什么特别的任务吗**？

陈罡：

睡眠可以分为几个周期，每个周期大约 90 分钟，就像看一部由多个章节组成的电影。浅睡眠是最开始的章节，它是一个过渡阶段，帮助你从清醒状态慢慢进入睡眠。睡眠对我们身体的修复和大脑的整理，更多的是在深睡眠和快速眼动睡眠阶段完成的。

子琳：

原来睡眠有这么多的学问！听起来，**深睡眠这个阶段和我们身体的修复最为相关**，是这样的吗？

陈罡：

你说得对，深睡眠的任务是让身体和大脑进行深层次的修复和再生。这时候，大脑会把白天的垃圾——那些无用的信息和代谢废物——清理干净，就像夜间清洁工在打扫街道。深睡眠对免疫系统也至关重要，正是在这个阶段，我们的免疫细胞得到

"再训练"，确保它们在白天能够更有效地对抗入侵者。有些研究还显示，缺乏深睡眠的人更容易感冒，仅拿这一点来看，睡眠不足就特别有损健康。

子琳：

听你这么一说，我感觉每天都要多睡一会儿！**快速眼动睡眠又是什么角色？**它听起来有点儿神秘。

陈罡：

快速眼动睡眠确实很神秘，它更像是大脑的"心理医生"和"电影导演"的结合体。在这个阶段，大脑活跃起来，好像在回放白天的经历，同时给这些经历打上"标签"，决定哪些记忆需要长久保存，哪些记忆可以删除。这也解释了为什么我们常在快速眼动睡眠阶段做梦——这就像大脑在剪辑一部"心灵电影"。研究发现，快速眼动睡眠还与创造力有关，许多艺术家和科学家都声称，他们的灵感往往来自梦境，尽管透着一股神秘感，但这多少也提示了睡眠和日间创造之间的相关性。

子琳：

哈哈，看来我做的梦可能都在帮我整理内心的"垃圾"！对了，陈医生，我听说有些动物，像**鸟类和海豚，只有 1/2 的大脑进入睡眠状态，这是真的吗？**

陈罡：

　　是的，确实如此。这叫"单半球睡眠"，这些动物的大脑可以一边休息，一边保持警觉，就像是打盹儿时还保持一只眼睛睁着。举个例子，海豚必须在水中游泳和呼吸，所以它们的大脑会交替休息，保证它们不会沉到水底。而鸟类，尤其是那些迁徙的鸟类，会在飞行中进行单半球睡眠，即使在飞行途中，它们也能小憩一会儿，不至于迷失方向。这种生理机制在演化中帮助这些动物更好地生存，真是大自然的杰作。

子琳：

　　太酷了！感觉我得再生出半个大脑才能像它们一样。还有，**据说睡觉真的能帮我们学习，这是真的吗**？我以前好像在哪儿听过类似的说法。

陈罡：

　　这个可不是传言，而是有科学依据的。睡眠，尤其是快速眼动睡眠阶段，就像是大脑的"复习时间"。在睡眠中，大脑会重播白天学到的信息，帮助巩固记忆。这就好比你在考试前的夜晚，把知识点再温习一遍，然后大脑在睡眠时帮助你整理这些知识，确保它们被牢牢地存储在记忆库里。有研究显示，学生在学习之后马上睡一觉，比那些熬夜学习的人，次日的考试成绩更好。所以，睡眠就是我们学习的"秘密武器"。

子琳:

这么说，以后遇到重要事情之前，得好好睡一觉！不过，如果有一段时间特别忙，一直没睡够，能坚持多久不受影响呢？

陈罡:

每个人的睡眠需求的确不同，但绝大多数人每晚需要 7~9 个小时的睡眠，才能保持最佳状态。你可以将睡眠比作手机的电池，如果长期低电量运行，手机性能就会下降。偶尔少睡一两个小时或许没什么大问题，但长期缺觉会使你的大脑和身体进入"省电模式"——注意力难以集中、情绪波动，甚至免疫力下降。有些人觉得可以"睡不够，咖啡凑"，然而，研究睡眠的学者威廉·德门特说过："睡眠债务是无法通过咖啡来偿还的。"咖啡因能暂时提高警觉性，帮助人们更清醒，可它不能替代真正的睡眠，也无法修复长期缺觉对身体造成的影响。所以，充足的睡眠是保持你的"大脑电池"健康的最佳方式。

子琳:

今晚和陈医生聊了这么多，我受益匪浅。现在，我就去把手机调成勿扰模式，让自己的大脑也好好"充电"。

带着对新知识的思考和对健康睡眠的重视，子琳放下手机，调暗了房间的灯光，准备沉入梦乡。

8.2 失眠真的是因为想太多吗?

睡眠,是一位温柔的织梦者,在夜幕降临时悄然织就宁静的庇护所。这是自然的恩赐,是身心的重启,让我们在梦的海洋中遨游,这是汲取次日所需活力的源泉。然而,当失眠悄然来袭时,那些深夜里的辗转反侧,打破了夜的平和,带来了无尽的苦恼。它让人在寂静中翻来覆去,思绪纷扰,本应是放松和恢复的时刻,却变成了一场与睡意的漫长斗争。

在上次与陈医生对话后,子琳领悟到了睡眠的重要性,并努力将其融入自己的生活。但是,随着一项紧急而复杂的采访任务到来,她发现自己再次面临睡眠的挑战。尽管她已经尽力调整自己的作息,但此时的她躺在床上辗转反侧,思绪万千,无法成眠。

她坐在书桌前,敲击着键盘,将自己的困惑和需求转化为文字,发送给了陈医生。

发件人：子琳

收件人：陈罡医生

主题：寻找安眠的钥匙

亲爱的陈医生：

　　夜深了，我本应在梦乡中遨游，却无奈地在床上辗转反侧。自从上次与你聊过睡眠的重要性后，我努力调整了自己的作息，但最近繁重的采访任务让我再次面临失眠。

　　你说过，睡眠是身体和大脑恢复活力的关键。然而，今夜，我的大脑似乎格外清醒，思绪万千，无法入眠。我不禁想问，**我们为什么会失眠？是为了逃避现实，还是为了更好地面对明天？**

　　我深知长夜漫漫，不适合工作，但躺在床上又觉得会虚度这不眠之夜。希望你能为我指点迷津，让我能够重新拥抱睡眠。

　　愿你的夜晚安详宁静，也希望我能够在你的帮助下，重新找回自然而然进入梦乡的能力。

　　祝好

子琳

　　电话铃声响起，子琳看到是陈医生打来的，立刻接起电话。

子琳：

　　陈医生，这么晚打扰你，真不好意思。我本来只是发了一封邮件，没想到你这么快就打电话了，是打扰到你休息了吗？

陈罡：

　　子琳，别客气。我正在值夜班，刚忙完。看到你的邮件就直接拨通了电话。感到压力大的时候，的确容易失眠。你现在感觉怎么样？是不是头脑里全是工作？

子琳：

　　对呀，最近采访任务比较重，我一直在回想着采访细节，还在考虑明天的工作安排，越想越清醒。**真的是因为我想得太多才导致失眠吗**？

陈罡：

　　你说得没错，思绪万千确实是失眠的一个常见原因。白天积累的压力和焦虑，就像大脑里的一群"守夜人"，在你的耳边喋喋不休，让你很难安稳入睡。不过，失眠的原因还有很多，可能涉及身体的节律失调，比如你的昼夜节律或者说生物钟出问题了，或者是你的睡眠环境不够理想。

子琳：

　　你说的就是让我们在某个时间点困倦的生物钟吗？其实，我忙碌一天，已经感觉到困倦了，但就是睡不着觉，感觉挺难受的。

陈罡:

是的，生物钟就是大脑里的"主控器"，控制着我们的睡眠–觉醒周期。正常情况下，它会根据光线、温度等信号，调节你的身体，让你在适当的时间困倦。但当你压力过大时，生物钟就像被调乱的钟表，错过了该放松的时刻。这时候，大脑还可能分泌过多的皮质醇，也就是我们常说的"压力激素"，这就像给大脑打了强心针，强行保持清醒。

子琳:

听上去我的大脑好像不听使唤了，那我该怎么办？**有什么办法能帮我放松下来吗？**我听说过一些办法，比如**数羊、睡前洗热水澡、睡前喝牛奶**，可能有助于缓解失眠，是这样的吗？

陈罡:

这些方法，对有些人可能有用，但它们并不是万能的。

比如数羊，理论上是让你专注于单调的事情，从而不想那些让你焦虑的事。但如果你一边数羊，一边还想着工作，反而可能更清醒。

洗热水澡倒是一个不错的办法，它能升高体温，出浴后体温逐渐下降，这个降温过程会向大脑发出"该入睡了"的信号，类似于昼夜节律的作用。不过，要注意的是，洗完热水澡后要给自己一点儿时间，使体温自然下降后再上床，这样效果才最好。

至于喝牛奶有助于睡眠的说法，可能是因为牛奶含有色氨酸，可以帮助合成褪黑素，这是一种有助于睡眠的激素。不过，其实牛奶中色氨酸的含量很低，要达到显著效果，可能得喝一大桶才行。真正起作用的，可能是喝温热牛奶带来的舒适感，让人心里觉得安慰。所以，如果你觉得喝了牛奶能放松，那就可以睡前喝一杯。

子琳：

那么，**直接服用褪黑素是否有助于缓解失眠**呢？我听说别人出国倒时差，经常会带上褪黑素来帮助睡眠。

陈罡：

褪黑素是一种由大脑松果体分泌的激素，在夜间自然产生，帮助我们感到困倦并进入睡眠状态。如果生物钟被打乱，适量服用褪黑素可以帮助你重新调整到正常的睡眠–觉醒周期。

不过，褪黑素不是万能药，它更适合短期使用，尤其是应对像倒时差这样的情况。长期依赖褪黑素可能会影响你体内褪黑素的自然分泌，反而对睡眠产生负面影响。而且，每个人对褪黑素的反应不同，有些人觉得效果很好，有些人反而会觉得白天昏昏沉沉的。

子琳：

看来，这些方法也没想象中那么神奇。那么，**面对突如其**

来的失眠，我还能尝试什么方法吗？

陈罡：

关键要找到适合你的放松方法，把身体和心灵从紧张的状态中释放出来。有一些更为科学的方法，你今晚就可以试试。

比如"渐进性肌肉放松法"，这是一个有效的放松技巧。你可以从脚趾开始，逐步紧绷每一块肌肉，再慢慢放松，逐渐向上延伸到腿部、腹部、胸部，最后到手臂和头部。这个方法不仅可以帮助你放松身体，还能将注意力从烦扰的思绪中转移。

除此之外，深呼吸也很有帮助。你可以采用"4-7-8"呼吸法：吸气时默数 4 秒，屏住呼吸 7 秒，然后慢慢呼气 8 秒。这个节奏可以减缓你的心率，促进身心的放松。

冥想也是一个值得尝试的方法。你可以选择一个舒适的姿势，闭上眼睛，专注于呼吸，或者想象自己在一个宁静的地方，比如一片静谧的森林或海边。通过这种方式，可以逐步让大脑从工作和压力中解脱出来。

舒缓的背景音乐或者自然音效也可以帮你放松。选择那些轻柔的旋律，或者海浪、雨声等自然声音，这些声音有助于创造一个平静的环境，帮助你更容易地进入睡眠状态。

子琳：

这些方法听起来有点儿意思，待会儿我就试试你说的渐进性肌肉放松法和"4–7–8"呼吸法。不过，我有点儿担心，**如果一直失眠，会不会对我的健康有很大影响**？

陈罡:

短期失眠不用太担心，每个人都会遇到。关键是长期失眠，如果持续几周或更长的时间，就可能影响免疫力、情绪和认知功能。压力和失眠常常相互作用，形成一个恶性循环，越焦虑越睡不着，越睡不着就越焦虑。

这时候，有一种叫"认知行为疗法"（CBT）的治疗方法就派上用场了，它不仅关注你失眠时的想法，还会教你如何用更健康的方式面对失眠。简单来说，CBT可以帮助人们重新"编程"大脑，打破这个恶性循环。

子琳:

认知行为疗法有点儿像重新训练大脑，让它不再跟我作对？

陈罡:

正是这样。CBT确实是帮助你重新编程大脑的过程，让你不再被失眠吓倒。

另外，如果你在夜晚躺床上超过20分钟还无法入睡，干脆起床做些轻松的事，比如看本轻松的书，直到你感到困倦再回到床上。记得睡前一个小时不要看手机或电脑，蓝光会抑制褪黑素的分泌。你还可以试着调整环境，保持房间凉爽、暗淡和安静，创造有利于睡眠的氛围。还有，一定要避免在晚上喝含咖啡因的饮料，咖啡因是一个"睡眠破坏者"，它会干扰大脑中腺苷的作用，推迟你的睡意。

子琳：

好的，挂掉电话后，我就试试你的建议，看看能不能找到失眠的"开关"。

陈罡：

别给自己太多压力，放松下来，慢慢来。睡眠就像种子，养成好习惯就是在给它浇水、施肥。

子琳：

好的，陈医生也早点儿休息，别太辛苦了。

8.3　打鼾是病吗？需要治疗吗？

　　在夜晚的睡眠中，呼吸是基本又神秘的旋律。当我们沉浸在梦的怀抱中时，呼吸变得平稳而深沉，它不仅是生存的节拍，更是健康的晴雨表。然而，在这片宁静之中，有时会响起不和谐的音符——打鼾，它打破了夜的平和，让人不禁疑惑：这只是疲惫身躯的自然反应，还是健康警钟在敲响？

　　在一阵紧张有序的准备后，子琳外出进行一次重要的采访。此次，她与一位资深的制片人共用一个酒店房间。夜幕降临，当子琳准备沉浸在书海中，寻找报道的灵感时，制片人的鼾声穿透了夜的寂静。起初，她以为这只是同伴一天劳碌后的自然释放，但连续几夜下来都是如此，子琳开始关注这个常被忽视的现象。

　　一次晚餐后的闲聊，子琳提起了夜晚的鼾声，制片人不好意思地笑笑："真抱歉影响到你休息了，这是我的老毛病，我自己都习惯了。"子琳的心中却泛起了波澜，她知道，每个身体信号都不容忽视，尤其是那些在沉默中发出的警告。于是，她和同伴一起拨通了陈医生的电话，希望通过专业的视角，为这个看似平常的现象找到答案。

子琳：

陈医生，打扰了！又有事情麻烦你。我的朋友最近**晚上打鼾很厉害**，我总觉得这件事看似小问题，但可能有大文章，所以想就这个问题请教你。

制片人：

陈医生，你好，我经常听子琳提到你。打鼾的毛病已经伴随我多年，以前没觉得有什么大问题。可能是这段时间比较累，打鼾就更严重，我没觉得身体有哪里不舒服，就是偶尔早上喉咙有点儿干。

陈罡：

你好。我们不能小瞧打鼾，它可能是夜间健康的小警钟。虽然很多人觉得它只是夜晚的背景音，但实际上，打鼾可能就像房间里忽然作响的闹钟，提醒我们身体里有些事情需要注意。

子琳:

打鼾的原因到底是什么？是身体哪里出了问题吗？

陈罡:

打鼾的原因主要是呼吸道狭窄。打个比方，假设呼吸道是一条隧道，当我们躺下睡觉时，隧道的墙壁因为肌肉松弛而变窄，气流通过时撞击隧道壁，就像风吹过树梢发出的沙沙声，这就是打鼾。如果这个"隧道"碰上"交通堵塞"，比如肥胖、喝酒后肌肉更加松弛，就更容易打鼾了。

制片人:

嗯，我最近确实**胖了不少**，**喝酒也多了**，难道这就是原因？

陈罡:

这可能是一部分原因。不过，打鼾的背后可能还有更深层的健康隐患，比如睡眠呼吸暂停。这好比一部电影突然被按下暂停键，你的呼吸在睡眠中可能会突然中断数秒至数十秒，接着身体自动"唤醒"你，让你重新呼吸。这个过程反复出现，就像电影被反复打断，不仅让你不能安稳入睡，还可能导致严重的健康问题。

子琳：

睡眠呼吸暂停，而且可能持续几十秒的时间，这会不会有危险啊？

陈罡：

确实有危险，长期的睡眠呼吸暂停会像水滴石穿一样，慢慢侵蚀健康。高血压、心脏病、脑卒中等风险都会增加，甚至还有猝死的可能。这种病曾经在医学史上引起了不小的关注。比如查理一世，历史上有记录说他打鼾特别严重，结果精神不济，甚至有人怀疑，这影响了他对国家的治理，最终导致国家混乱。

制片人：

原来打鼾还和历史人物有关啊！**以前我总以为，打鼾的人睡得香，怎么反而会精神不济**呢？说实话，我最近这段时间，有时候白天是觉得挺累的，不过我以为只是年纪大了。

陈罡：

这个误解就比较大了。其实，打鼾的人往往睡不好。就像我刚才提到的，如果存在睡眠呼吸暂停，睡眠质量就会大打折扣。由于夜间反复的呼吸暂停，身体会处于一种缺氧状态，这会导致早晨醒来的时候头痛、口干，甚至影响记忆力和判断力。长期下来，确实会影响日常生活和工作表现。

子琳:

那现在该怎么办呢？**有什么办法能防止这种情况变得更糟吗**?

陈罡:

我们要明白，打鼾并不是一种不可控的命运，更像一场需要精心策划的"夜间战役"。最简单的方式是改变睡姿，侧卧可以减轻气道的压力。然后是减重，就像我们提到的，胖了就像隧道里堆满了货物，当然会让"交通"更拥堵。另外，减少酒精摄入，尤其是睡前避免饮酒，不要让肌肉过度松弛。

制片人:

听起来，我有不少需要改变的地方。

陈罡:

如果这些方法都没有效果，就需要更专业的治疗，比如持续正压通气设备，帮助你保持呼吸道的畅通。如果问题特别严重，有时候还需要手术来"拓宽隧道"。

制片人:

我以前听说过一种治疗打鼾的呼吸机，是不是就是你提到的持续正压通气设备？不过，一想到睡觉需要佩戴呼吸机，突然觉得问题很严重。陈医生，你能具体说说**在什么情况下需要使用这个设备**吗？

陈罡：

呼吸机这个名字听起来确实有点儿吓人，不过别担心，持续正压通气设备的工作原理并不复杂。它就像是夜间隧道口的"交通管理员"，在你睡觉时持续向呼吸道提供轻微的气压，帮助保持气道的畅通，防止呼吸暂停发生。

如果睡眠呼吸暂停的症状严重，例如每个小时呼吸暂停超过 15 次，或者因为夜间呼吸暂停导致白天感觉非常疲倦，医生可能会建议使用呼吸辅助设备。这个设备就是一顶轻便的"面罩"，通过软管连接到一个小型的气泵，虽然开始戴的时候需要适应，但很多人发现，使用之后睡眠质量明显改善，白天的精神状态也变好了。

子琳：

我明白了。如果我的同事想要去医院做进一步检查，她**需要做哪些检查**呢？

陈罡：

如果决定前往医院检查，可以到呼吸科挂号，其中有一个亚专业就是管理睡眠呼吸的问题。医生可能会建议做多导睡眠图，这是一种在睡眠实验室中进行的全面睡眠监测，可以记录脑电波、眼动、肌电、心电、呼吸等数据，帮助诊断睡眠呼吸暂停的严重程度。

制片人：

听起来还挺复杂的，不过如果能帮助我改善睡眠质量，我愿意尝试一下。陈医生，你刚才还提到手术治疗的问题，到医院检查后，医生不会立刻要让我动手术吧，我听得有些害怕。

陈罡：

别紧张，手术听起来可能有点儿吓人，不过那不是我们对付打鼾的第一招。实际上，大多数时候，我们都能通过一些温和的方法来改善打鼾，比如调整睡姿、减肥或者用那个听起来有点儿高科技的呼吸机。至于手术，通常是针对那些有明显解剖结构问题，比如扁桃体肥大或者颌面部异常，导致气道狭窄的情况。

你现在要做的，就是先去医院做个睡眠监测，就像是给身体做个小体检，了解清楚自己的情况。然后，根据医生的建议，一步步来。放心，现代医学这么发达，总有办法帮助你找回安静甜美的夜晚。

子琳：

这样说来，打鼾真的是一个不容忽视的信号啊。谢谢你，陈医生，我会让同事赶紧采取行动。

陈罡：

　　没错儿，子琳说得对。就像古人说的，防微杜渐，任何健康问题如果早发现，都会更容易处理。愿大家的夜晚能恢复平静与健康的节奏，宛如一首完美的小夜曲，不再有打鼾的杂音干扰。

制片人：

　　谢谢陈医生的帮助，给我提供了这么多信息。

8.4　午睡有什么好处或坏处吗？

　　宁静的午后，阳光透过轻纱洒落，给忙碌的日子镀上一层慵懒的金边。时光在这一刻仿佛放慢了脚步，给了我们一个短暂的停歇——这便是午睡，一种简单又古老的休憩方式。从古至今，不管是东方的深深庭院，还是西方的静谧庄园，午睡都被当作一种恢复精力、调养身心的日常仪式。然而，对于午睡的好处与坏处，人们各持己见，说法不一。

　　有人讲，午睡是自然的恩赐，能为疲惫的身心带来片刻的安宁与恢复；也有人称，午睡是时间的窃贼，偷走了宝贵的白昼时光。那么，午睡到底是一种明智的休息，还是一种奢侈的放纵？

　　在这个深秋的中午，子琳正坐在办公室的窗前，手里拿着一部有关睡眠科学的著作。她的眼神在字里行间穿梭，刚好读到书中关于午睡这部分的描述。阳光洒在她身上，温暖且宁静，可内心的好奇与探求却像波澜起伏的海面，难以平静。子琳决定打电话向陈医生问个究竟。

子琳：

陈医生，我读到一本书中提到，**在东方，午睡比较常见，但西方国家的人们似乎很少午睡**，这一点你怎么看待呢？

陈罡：

午睡的文化差异确实存在。在东方，特别是中国，午睡被视为习惯，有助于恢复精力，提高工作效率。而在西方，由于工作模式和生活习惯的差异，午睡可能不太普遍，人们更习惯于在午休时间进行社交活动等。

午睡习惯的不同，实际上和文化差异有关，并没有孰优孰劣，关键在于个人如何根据自己的需求和环境条件，合理安排中午的时间。

子琳：

其实，这本书里提了很多午睡对健康的好处，但是我也听到一些人说午睡后反而会感到更累。你怎么看？

陈罡：

其实午睡是一个颇具争议的话题，有好处也有潜在的坏处。

它的关键在于时长和个人的生活习惯。午睡能让大脑和身体在短时间内得到恢复，特别是在我们感到疲倦的时候，可以迅速补充精力。然而，如果午睡时间过长，超过 30 分钟，可能会让人进入深睡眠，醒来后反而会感到更加疲惫。子琳，你有没有听过"睡眠惯性"这个词？

子琳：

哦？对我来说，这还真是一个新鲜的词。

陈罡：

"睡眠惯性"就像我们的大脑还没有从深睡眠的"隧道"里完全走出来，突然被拉回现实，这时我们的大脑就会感到混沌和疲惫。研究表明，深睡眠阶段是大脑最放松、最难被唤醒的阶段，如果在这个时候被打断，我们的认知功能、记忆力和反应速度都会暂时下降。这就像你开车进入了一条长长的隧道，还没来得及适应光线的变化，就突然被强光照得睁不开眼睛，自然会感到不舒服。

所以，午睡最好控制在 30 分钟以内，这样可以避免进入深睡眠。我们要像品一杯好茶一样去享受午睡，时间要刚刚好，既能提神，又不会让人"茶醉"。实际上，这次短暂的小憩相当于给大脑按下一个重启键，能帮助我们度过下午的疲倦期，同时又不至于影响到晚上的睡眠节奏。

子琳:

原来是这样。陈医生的比喻总是让人很好理解。但如果午睡时间超过 30 分钟，除了睡醒时会感到些许疲惫，不会有什么潜在的健康坏处吧？

陈罡:

并非如此。如果午睡时间过长，还真会有一些潜在的健康影响。如果午睡时间长，就会干扰夜间的睡眠规律，导致晚上入睡困难或者睡眠质量下降。这就像打破我们身体的"生物钟"，让它在该睡觉的时候醒着，该醒着的时候又犯困。

医学研究也发现，过长时间的午睡与某些健康问题有关联，比如增加代谢综合征的风险，包括高血压、血糖异常以及腰围增大等问题，这种现象在老年人群体中尤为明显。我们不妨这么理解：老年人的睡眠结构本来就比较脆弱，就像一台老旧的钟表，稍微调快或调慢，都会影响正常运转。不过，关于这一点，还需要更多的研究证据。

子琳:

原来如此，午睡的讲究比我想的要多得多。看来，我得调整我的午睡策略了，不能让它变成晚上睡眠的"小偷"。不过，除了控制好时间，有没有什么小窍门，能让我的小憩变得更加高效，让我午睡充电完毕后充满活力呢？

陈罡:

还真有几个小窍门可以让你午间的充电效果更好。

要想午睡效果好，首先选择一个舒适、安静的环境，光线最好稍微暗一些，这样能帮助身体更快进入放松状态。

接下来，如果你希望醒来精神抖擞，不妨试试"咖啡小憩"。也就是在午睡前来一杯咖啡，这是因为喝完咖啡后，咖啡因大约 20 分钟后起效，正好赶上你醒来的时候发挥它的提神功效。不过记得，下午三四点以后就不要喝咖啡了，免得晚上辗转反侧。

最后，尽量固定你的午睡时间，让身体适应这个休息节奏，形成生物钟，长期下来会让你的小憩变得更加有效。

子琳:

今天，我就打算试试你说的"咖啡小憩"，希望自己醒来的时候倍感精神。

另外，我看到很多同事午睡时习惯趴在桌子上，我以前也试过这个姿势，但有时候醒来发现脖子会不舒服。**在办公室的环境中，如果我们不能平躺，午睡时采用什么姿势比较合理**？

陈罡:

这个问题也很常见。如果午睡姿势不对，就会让你醒来后感到不适，影响下午的工作效率。单纯趴着午睡肯定是不科学的，这就像给脖子戴上了一条"沉重的项链"，时间一长，身体的某些部位就会开始"抗议"，醒来后可能会感觉到酸痛或不适。

如果你不能平躺着睡觉，可以使用一个小靠垫或者午睡枕，放在桌面上支持头部和颈部，这样可以减少压力。另外，可以把椅背调整到一个舒服的角度，微微斜靠在椅子上，保持脊柱的自然弯曲，也可以让身体在休息时处于相对放松的状态。

还有一种午睡的姿势叫"坐姿小憩"，也就是把椅子稍微调低，双脚平放在地面上，背部轻轻靠在椅背上，把手轻轻放在膝盖上或叠放在腹部。这个姿势有助于保持呼吸顺畅，也减少了对脖子和背部的压迫。尽管没有平躺着那么舒适，但这种姿势是在办公室环境中的权宜之计。

子琳：

看来，办公室的环境确实可能限制了我们午睡的舒适度，但也提高了我们午睡姿势的创造力。陈医生，我还有一个问题，**在吃完午饭多久之后午睡最佳**，这一点你有什么建议吗？

陈罡：

在吃完午饭后，一般30分钟之后再考虑午睡是比较合适的时间。这个间隔能让你的胃部完成初步消化，避免因为立即趴下而导致消化不良或者胃酸反流。我们之前提到过"坐姿小憩"，但这个姿势也可能不利于消化。

子琳：

　　没想到小小的午睡还有这么多的说法呢。陈医生，听你说完，我打算照着你说的，去睡一个科学的午觉。

陈罡：

　　好呀，给自己一个放松的机会，去享受这段安静的午后时光吧。

子琳：睡眠小笔记

我们一生中 1/3 的时间都在睡觉。看完这一章的内容，我才知道，原来睡觉的学问这么大！人们的睡眠并非简单的闭眼，它是一场神秘的旅程，有深有浅。深睡眠是给身体和大脑进行一次大扫除，修复再生，它是健康的关键！

可别小看失眠，它不仅让人第二天昏昏沉沉，还可能影响健康。思绪万千、焦虑不安，都是失眠的常客。陈医生给我们支了不少招儿：洗个热水澡、调整呼吸、肢体放松、冥想一下，这些都是放松身心的好方法。不过，每个人的体质不同，哪种方法最有效，还得自己尝试，找到适合自己的方法。

如果这些办法对失眠无效，那就得前往医院了。医生会帮你了解"认知行为疗法"或者其他对症的疗法。别忘了，打鼾不只是劳累引起的，它可能是健康问题的信号！打鼾，主要是因为呼吸道变窄。想控制打鼾，侧着睡、减肥、少喝点儿酒，都是好办法。但更重要的是，要警惕打鼾背后的大问题，比如睡眠呼吸暂停，这可不是闹着玩的。如果长时间打鼾，高血压、心脏病、脑卒中的风险都会增加，甚至还有猝死的风险。如果针对长期打鼾的简单方法无效，就需要前往医院好好检查。

陈医生还教会我们怎么健康午睡，这可是一个技术活，大家到这个章节里自己画重点吧。总之，中午在有限的办公室环境中要想睡个好觉，还真挺不容易的！

这就是陈医生分享的"睡眠宝典"，是不是感觉睡觉这件事，是一件重要的大事呢？记住，好的睡眠是健康生活的基石，要好好把握！

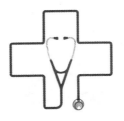

第9章
中医的智慧

9.1 中医对健康和疾病的理解更有整体观吗?

在中国传统医学里,中医以其独特的视角,将人体看作一片生机勃勃的园林,每一株植物、每一条溪流、每一缕阳光,都是相互依存、相互促进的生态系统。正如园林中的植物需要精心的培育和平衡的环境才能枝叶繁茂,人体同样需要气血的滋养、脏腑间的和谐以及情志上的调摄来维持健康。中医的整体视角,在朴素中又有一些神秘。

在深秋的周末午后,阳光透过稀疏的云层,带着一丝凉意洒向大地。子琳邀请陈医生来到一家古色古香的茶馆。这里,木质的桌椅在秋日暖阳的照耀下散发淡淡木质香,每一处细节都显露出深厚的文化底蕴,仿佛诉说着古老的故事。

茶馆内,轻柔的古筝乐曲在空气中缓缓流淌,与茶香交织,为这凉爽的深秋午后增添了一抹温暖。子琳和陈医生选了一个靠窗的位置，窗外是一棵高大的银杏树，金黄的银杏叶在秋风中轻轻飘落，像是一场金色的雨，为茶馆增添了几分雅致。

两人在这个静谧角落坐下，面前摆放着刚泡好的茶，茶香袅袅，与周围的古韵相得益彰。子琳轻轻吹散茶水表面的热气，抿了一口，感受着茶汤在舌尖的细腻回甘。她的目光被墙上精细的八卦图和中医养生的箴言所吸引，眼中闪烁着对知识的渴望与好奇。

子琳:

陈医生，这里充满传统气息的环境让我感到非常放松。看到墙上的中医养生知识，我突然很想和你探讨一下，**中医是如何理解健康和疾病的**?

陈罡:

子琳，你刚才提到的中医整体观念确实很有意思。其实，不仅仅是中医，世界上很多古代文明的医学体系都有类似的整体观念。比如，古希腊的医学有"体液学说"，他们认为人体内的4种体液——血液、黏液、黄胆汁和黑胆汁，决定了一个人的健康和性格。如果这些体液失衡，人就会生病。这和中医的阴阳五行学说有些相似，都是通过观察整体平衡来理解健康和疾病。

子琳：

原来古代西方也有类似的观念啊！那么，中医的整体观念和这些古代医学体系有什么不同呢？

陈罡：

古希腊、古埃及、古印度的医学体系都强调人体是一个有机整体。不同的是，中医在这个基础上，发展出了一套更为复杂的理论体系，比如阴阳五行学说、经络学说。这些理论不仅解释了人体内部的相互关系，还把人与自然的关系也纳入了考虑，强调"天人合一"。这种观念非常朴素，但也非常深刻，体现了古人对世界和生命的整体理解。

子琳：

听起来，中医的这种朴素观念挺有道理的，那**现代医学怎么解释这些观念呢**？

陈罡：

这是一个好问题。现代医学的诞生，其实有着非常深厚的科学基础。首先，解剖学的发展是一个关键的历史阶段。文艺复兴时期，科学家通过解剖尸体，开始真正理解人体的结构。这种对人体内部的直接观察，使得医生可以超越古代的哲学推测，深入了解器官的功能和疾病的病理。这是现代医学的一大基础，因为它让我们从宏观层面真正认识了人体。

子琳（轻轻抿了一口茶）：

　　循证医学又是什么呢？感觉最近常听到这个词。

陈罡：

　　循证医学的提出和应用，标志着医学实践的一个重要转变。它强调的是通过科学实验和数据验证来确定治疗方法的有效性。19 世纪，随着统计学的发展，科学家开始用更加严谨的方法来分析数据，比如随机对照试验和双盲实验。简单来说，医生不再仅仅依靠经验和传统，而是通过大量的科学数据来判断什么治疗方法最有效。

子琳：

　　也就是说，通过科学数据不断回馈经验。这也许解释了为什么**现代医学更精准，能够解决具体的问题**？

陈罡：

　　是的，这种方法非常理性，而且极具科学性。提到统计学，我想你可能会对一本书感兴趣，书名为《女士品茶》（*The Lady Tasting Tea*）。这本书讲的是统计学如何在科学研究中发挥作用，而书名的来源故事恰好和你现在喝的茶有关。

子琳（好奇地放下茶杯）：

哦？这本书和茶有什么关系呢？

陈罡:

故事发生在 20 世纪初，英国一位名叫费希尔的统计学家组织了一次实验，一位女士声称她能区分出是先倒茶还是先倒牛奶。这看起来是一件小事，但费希尔设计了一种严谨的实验方法来验证她的说法。他用这个简单的例子，奠定了现代统计学在科学实验中的基础。通过这样的设计，科学家能够更加准确地判断结果是否具有统计学意义，而不是纯粹的巧合。这种方法成为现代医学的基础之一。

子琳:

没想到喝茶还能喝出统计学的诞生，还真是世间万物皆有学问。

陈罡:

这就是现代医学的强大之处。解剖学的发展让我们认识了人体，统计学的加持让我们能够以科学的方式验证治疗方法，循证医学则是把这些方法系统化、规范化。所有这些努力，都是为了确保医疗的有效性和安全性。

子琳:

这么看来，现代医学的诞生是一个漫长的过程，依靠了许多科学进步。这样说来，现代医学是不是更精准，更能解决具体的问题？但为什么我们总是说中医更具有整体观呢？

陈罡:

确实如此。现代医学通过精准的诊断工具，比如血液检测、影像学检查等，能够非常精确地找到疾病的病因，然后对症治疗。在这个过程中，疾病被"解剖"成一个个具体的问题，逐一解决。但有时候，现代医学可能会忽略整体的健康状态，更多地关注局部问题的解决。

中医通过望、闻、问、切四诊合参，去了解患者的整体状态，考虑的不仅是具体的病症，还有情志、生活方式、饮食习惯等。虽然这种方法在某些方面显得不如现代医学那么"精准"，但它强调的是整体的平衡和调和。这也是为什么很多人觉得中医更"贴近自然"，因为它看待健康和疾病的方式本身就是一种自然观。

子琳:

所以，中医更像是给身体做"系统调试"，而不仅仅是修补"故障"？你提到中医强调平衡和调和，这是不是意味着中医更多地关注现象和结果，不一定去探究背后的原因？

陈罡：

你这个"系统调试"的比喻倒是挺生动。中医在很多情况下确实更注重现象和结果，比如通过望、闻、问、切来直接诊断疾病，而不一定去深入探究病因的具体生理机制。可以说，中医更像是通过观察现象来调整和优化人体的整体状态。这就是所谓的黑箱问题，中医只关注黑箱之前的现象和黑箱之后的结果，但不关心黑箱里面是什么。

子琳：

现代医学是不是更倾向于**打开这个黑箱，希望了解事情的本质**？

陈罡：

没错儿！现代医学的一个核心理念就是"打开黑箱"，探究疾病的病因、病理机制和生理过程。现代医学不满足于知道某种药物可以缓解症状，还要弄清楚这种药物是如何作用于人体的，哪种分子或者哪个基因在起作用。这种对细节的关注，有助于我们更精确地理解和治疗疾病。

子琳（点头）：

这样看来，**中医有点儿像一个经验丰富的园丁**，看到一株植物的叶子变黄了，他可能会给整株植物换土、浇水、施肥，不一定去分析叶子的具体成分和原因。而**现代医学则像是一个科学家**，拿着显微镜和化验工具，深入研究每一片叶子中的细胞和化学成分，希望找到具体的原因和解决方案。

陈罴：

这个比喻很贴切。实际上，现代医学也逐渐认识到整体健康的重要性。现代中医学也在发展，他们正在借助现代医学的科学工具，尝试去开启传统中医没有打开的"黑箱"，比如，青蒿素的发现就是一个结合中医和现代医学的成功例子。青蒿素是一种从中药青蒿中提取的有效抗疟疾成分，它的发现过程既依赖了中医的传统知识，也利用了现代医学的科学方法。这种打开黑箱的过程不仅验证了中医药的有效性，还推动了新药的研发。

子琳：

看来，真正理解健康不仅要从整体出发，还得打开"黑箱"，看个究竟！

陈罴：

你说得对。现在，让我们暂且放下这些话题。这位女士，好好享受品茶的时光吧。

9.2 针灸和推拿在现代医学中扮演什么角色？

初冬的气息，带着一丝不易察觉的凛冽，悄然走进了人们的日常。落叶在这个季节里演绎着它们最后的舞蹈，金黄色的叶片随风飘散，如同时间的信使，传递着季节更迭的信息。温柔的冬日阳光穿透稀薄的云层，洒在大地上，不再像夏日那般炽烈，却给人们带来了一份宁静与思考。

在这个稍显萧索的季节里，子琳的办公室内却弥漫着一丝不同寻常的气氛。她的同事，一位总是充满活力、笑容满面的中年女士，最近遭遇了健康上的小困扰。子琳注意到，她经常轻轻地揉着自己的肩膀，脸上偶尔露出隐忍的表情，那是一种正在经历疼痛的人才会有的微妙表情。

一天的午休时分，阳光正好，这位同事从医院返回，子琳看到她不再眉头紧锁，而是泛起轻松的微笑。子琳带着关切和好奇上前询问。原来这位同事最近尝试了针灸治疗。没想到，这种古老的中医疗法竟然带来了意想不到的效果，她的疼痛得到了显著缓解。

子琳的心中涌现出深深的好奇。在现代医学的璀璨星河中，止痛疗法层出不穷，针灸作为一种古老的中医疗法，在现代医疗体系中又扮演着怎样的角色呢？好奇之余，子琳拨通了陈医生的电话。

子琳：

陈医生，希望你现在不太忙。最近，我真的被针灸治疗震惊了！我的同事用针灸疗法缓解了肩膀的疼痛，效果特别好。我特别好奇，**针灸这种古老的疗法在现代医学中到底扮演着什么角色**？它真的和现代的镇痛药一样有效吗？

陈罡：

这确实是一个很有意思的话题。针灸作为一种传统中医疗法，已经有几千年的历史。最早可以追溯到《黄帝内经》，那时的古人发现，通过刺激一些特定的身体部位，可以起到"调节气血、疏通经络"的作用。在现代医学中，**针灸的作用主要集中在慢性疼痛管理、康复治疗以及某些功能性疾病的辅助治疗上**，比如你那位同事的情况。

子琳:

慢性疼痛？这个和急性疼痛有什么区别？

陈罡:

急性疼痛往往是身体对伤害性刺激的第一反应，比如扭伤或切割伤。而慢性疼痛的持续时间较长，可能是几周、几个月甚至更长时间的疼痛。有时甚至在没有明显伤害的情况下也会感到疼痛，这可能与神经系统的敏化或长期炎症有关。

子琳:

你的话让我感觉有点儿疼，**慢性疼痛是怎么形成的呢？为什么有些人对疼痛特别敏感，而有些人好像一点儿也不怕痛**？

陈罡:

慢性疼痛是一个复杂的问题。简单来说，它不仅仅是身体受到损伤后的疼痛信号传递，而是身体长期处于某种疼痛状态，导致疼痛信号在神经系统中反复激发，甚至形成"痛觉记忆"。这就像一条被踩过很多次的小路，越踩越清晰，最后即使没有明显的外界刺激，痛觉也会自行产生。至于为什么有些人对疼痛更敏感，这又是一个复杂的问题，与个人的基因、神经系统的敏感度、经历，以及心理状态都有关系。

子琳:

听到这些，我真为那些长期受疼痛折磨的人感到难过，希望我们能找到更多有效的治疗方法帮助他们。**镇痛药能解决这些问题吗？长期使用镇痛药是否可以？**

陈罡:

镇痛药确实可以缓解疼痛，但它们的作用机制主要是通过抑制疼痛信号的传递或改变大脑对疼痛的感知来实现的。长期使用镇痛药并不是理想的解决方案，特别是阿片类药物，可能会导致依赖性和其他副作用。正因为如此，像针灸这样的非药物疗法在慢性疼痛管理中也有了一席之地。

子琳:

这个听起来很有意思。**针灸是怎么起作用的呢？它真的能像药物一样有效吗？**

陈罡:

针灸的镇痛机制仍在研究中，目前的解释是，针灸可能会刺激身体释放内源性镇痛物质，比如内啡肽，这些物质与镇痛药一样，可以降低疼痛感。此外，针灸可能还会通过调节神经系统，改善大脑对疼痛的感知。有点儿像"重新校准"神经系统，让它不要过度反应。需要注意的是，这些机制还需要更多的研究证实。

子琳:

好神奇！说到研究，上回陈医生提到了循证医学，我在想有没有科学实验来验证针灸和推拿的效果呢？

陈罡:

现代医学确实这么做了。医生通过随机对照试验来研究针灸和推拿的效果。比如，他们会设计一些"假针灸"的对照组，这些对照组使用类似针灸的技术，但不是真正的针刺。这就像是一个对"安慰剂效应"的测试，通过对比两组的效果，来判断针灸的真正作用。

部分结果显示，针灸确实在某些情况下有效，特别是治疗慢性疼痛和某些功能性疾病时。不过，效果因人而异。在目前的科学界，针灸的有效性仍然是一个有争议的话题，因为不同研究的结果并不完全一致。但整体来看，在治疗手段不充分的情况下，针灸可以作为一种补充医疗手段来看待。

子琳:

所以，针灸就像是现代医学的一位老朋友，它不是主角，带着几分神秘，但也许能在关键时刻提供帮助？

陈罡:

可以这么说。针灸、推拿等传统疗法在现代医学中，更多地扮演辅助角色。它们与现代医学的结合，是对治疗手段的丰富和补充。在更多的医学证据实现证明或者证否之前，这些办法作为主流医学的补充，起码能让患者有更多的治病选择。

子琳:

陈医生刚好提到了推拿，**推拿在现代医学中又扮演着什么样的角色**？

陈罡:

推拿也是中医的重要疗法之一，特别是在肌肉骨骼系统疾病的治疗和康复中发挥着关键作用。推拿通过手法对身体的特定部位施加压力、摩擦、推拉等，来调整肌肉张力，从而实现对筋骨的"疏通作用"。

子琳:

这听起来有点儿像按摩，但又不完全一样，对吧？

陈罡:

没错儿。推拿和按摩在手法上确实有一些相似之处，但推拿更注重治疗性，而按摩就是单纯的放松。推拿讲究的是根据病症选择不同的手法，目的是有效缓解肌肉僵硬、关节疼痛，甚至有一部分人认为，推拿还可以帮助调节内脏功能。

子琳:

推拿和针灸相比，有没有什么特别之处？

陈罡:

虽然两者都是中医的传统疗法，但作用机制不同。针灸更多地通过刺激来调节身体的内在功能，而推拿则通过直接的物理操作来影响肌肉、关节和软组织。你可以这么理解，针灸是"从内而外"的调节，而推拿是"从外而内"的修复。所以，治疗一些慢性病或进行康复治疗时，两者有可能会结合在一起应用。

子琳:

那么，在某些疾病的治疗方面，如果**同时有现代药物可以选，也有传统的针灸或推拿可以选，我们该如何把握**？究竟哪个的效果会更好呢？

陈罡:

实际上，这个问题涉及中医和现代医学评价疗效的不同视角。传统中医通常侧重于患者的主观感受，也就是常说的"感觉好就是好"。而现代医学则更倾向于运用客观的生理指标衡量治疗效果，例如客观指标的好转、功能的提升等。

所以，当我们决定采用哪种治疗方法时，既要看看科学证据的情况，也要考虑自身的感觉。当科学证据充足时，选择现代治疗方式更为稳妥。但在现代医学手段差不多用尽，或者自己想要采用一些更温和的治疗方法时，古老的针灸和推拿或许能帮上忙。

子琳：

听你这么说，我觉得至少在现阶段，现代医学和传统中医真的可以互相补充，给患者带来更多的选择。

陈罡：

我也是这么想的。未来的医学应该是多元化和开放的，我们的目标是患者的健康和福祉，不应该受限于一时的争执。争执孰优孰劣是无用的，而科学探索是有用的。我们要尊重个案和经验，但也希望这些经验能得到更科学的鉴别。只有经过科学鉴别的经验，才有走向世界的可能。

9.3　中草药治疗常见内科疾病会更温和固本吗？

　　冬日的序曲在寒风中悄然奏响，它带着季节的变迁和天气的多变，悄然走进了人们的生活。办公室内，同事们纷纷披上了厚重的外套，却似乎仍难以抵御感冒病毒的无声侵袭。咳嗽和打喷嚏的声音打破了冬日的宁静，成为这个季节里不和谐的音符。

　　在这个微寒的办公室里，子琳观察到，面对这场感冒浪潮，每个人的应对策略都有自己的个性。一些同事选择西药治疗感冒，希望通过它们快速缓解症状，以应对日常忙碌的工作节奏；另一些同事则更倾向于信赖中药，相信它们能够深入体内，从根本上驱除疾病；更有同事在感冒季节到来之前，就未雨绸缪，泡制中药茶饮，用以筑起预防疾病的屏障。

　　子琳的心中涌现出一连串的问号：这些承载着古老东

方智慧的疗愈植物，是否真的拥有治疗常见内科疾病的力量？在这个科技日新月异的时代，传统中草药该扮演怎样的角色，当它们与现代西药并肩而立时，又有什么样的特点和局限？

就这么想着，子琳给陈医生发了一条微信，约他下班后吃火锅。

陈罡：

嘿，子琳，火锅才是冬天的绝佳选择！我一闻到火锅味儿，就知道你肯定有问题要问。说吧，今天想聊什么？

子琳：

哈哈，又被你猜到了！最近办公室里好多人感冒了，我就想问问，在这些困扰中，**中草药是否真的能带来更温和的疗愈**？它们与西药相比，究竟有着怎样的独特之处和联系？

陈罡：

这个问题很有意思，不过我们先得厘清一个概念。其实，我们不能简单地把药物分为中药和西药，更准确的分类应该是"传统医药"和"现代医药"。传统医药包括中药，而现代医药则通过科学研究弄清楚药物的有效成分和作用机制。其实，很多现代医药的发现都来自对传统医药的研究，比如我们熟知的青蒿素。

子琳:

咦，我知道青蒿素，陈医生之前也提过。我一直觉得，青蒿素是传统中草药中的闪光点。但陈医生又从现代医药的角度谈论它，这是怎么回事呢？

陈罡:

你说它是传统医药的闪光点也没有错。但是，我想给你讲一讲青蒿素的故事，你再判断一下，青蒿素是不是同时兼具了传统医药和现代医药的特点。其实青蒿素的故事很有趣，它来自一种叫青蒿的植物。这种植物在中国的传统医药中已经使用了几千年，早在《肘后备急方》中就有记载，它被用来治疗疟疾。20世纪60年代，中国科学家屠呦呦带领团队研究青蒿，经过无数次严格设计的现代药学实验，在现代制药工艺和现代研发思路的加持下，终于提取出了其有效成分——青蒿素。这种成分对疟疾的疗效极其显著，拯救了全球数百万人的生命。这也是为什么屠呦呦后来获得了诺贝尔奖。

子琳:

哇，青蒿素的故事这么神奇！这样看来，青蒿素的确可以说是**传统医药与现代医药结合的典范**，我们很难单纯地说它归属于哪个类别。不过，从这个例子中，我可以感觉到，中药还是有很多潜力的，对吧？

陈罡：

没错儿，很多中药确实蕴含着丰富的有效成分，所以我们才会一直说，传统中草药里有无数瑰宝。但问题在于，传统医药的使用往往缺乏科学验证，这就带来了很多不确定性。现代医学的任务之一，就是通过科学研究，揭示这些中药的有效成分和作用机制，从而将它们开发为安全有效的现代医药。

子琳：

明白了，感觉自己的知识库又升级了！不过，我还有点儿小疑问，大家不是常说**中药"温和不刺激"，这个说法可靠吗**？中药是不是就像温和的护肤品，适合所有肤质？

陈罡：

其实，这个观念也需要修正。传统医药和现代医药在作用方式上各有不同，但这并不意味着中药一定比西药温和或者安全。事实上，中药也有毒副作用。比如常用的中药麻黄，它能发汗解表，但如果使用不当，会引发心悸、失眠，甚至更严重的问题。无论是中药还是西药，都需要科学使用，我们不能盲目相信"天然无害"这种说法。药物都是有两面性的，中草药的毒副作用也不容忽视。科学研究已经证明，一些中草药如果使用不当，可能会对肝脏、肾脏造成损害，而有一些损害是会令人追悔莫及的。

子琳:

明白了，看来"是药三分毒"是真理，**无论是传统医药还是现代医药，都需要在医生的指导下使用。**另外，我还常听人说，中药能"**固本培元**"。这是真的吗？比如，它能从根本上治疗感冒吗？

陈罡:

其实，这种"固本培元"的说法并不适用于感冒这种急性病。大多数时候，感冒是由病毒引起的，无论是传统医药还是现代医药，它们的主要作用都是缓解症状，比如减轻咳嗽、流鼻涕、发热等症状，让你在恢复过程中感觉舒服一些。但治愈感冒的根本还是靠自身的免疫系统，产生针对病毒的抗体，把病毒从身体里赶出去。传统中草药可能在调理体质、预防疾病上有一定的作用，但这需要长期的、科学的使用，而且要有医生的专业指导。

子琳:

陈医生，你觉得**中药的未来会是什么样的**？

陈罡:

我相信中药的未来一定会在科学化和精准化的道路上继续前进。现代科学技术可以帮助我们更好地理解中草药的成分和作用机制，这样我们就可以筛选出那些真正有效的成分，并且以更安全、有效的方式应用于治疗。青蒿素的成功已经证明了这一点。未来，中草药可能不仅仅是传统的煎煮汤剂，它们可能被提炼、加工成现代药物，结合现代医学的优势，成为治疗各种疾病的重要工具。

子琳:

听你这么说，我觉得以后**看待现代西药和传统中草药都要更加理性，不盲目迷信**。看来，不管是什么药物，关键还是看循证证据，讲究科学使用，对吧？

陈罡:

正是如此。药物都是工具，关键在于科学、安全地使用它们。就像吃火锅一样，你得选对食材、掌握好火候，才能既美味又健康。看来，我们已经从中草药的神秘世界中找到了一些答案。现在，让我们把注意力转移到这些美味的火锅食材上，毕竟，享受一顿丰盛的晚餐也是对健康的一份呵护。你可不可以让我动筷子了？

深冬,寒风凛冽,大地披上了一层洁白的银装。树枝上挂满了晶莹的冰珠,河流也沉睡在冰层之下。在这个季节,自然界似乎放缓了脚步,一切都显得宁静而庄严。阳光虽然稀薄,却依然努力穿透寒冷的空气,给人们带来一丝温暖。

在这样一个冬日的傍晚,子琳刚刚结束一天的工作,她站在办公室的窗前,眺望着窗外的景色。城市的灯火逐渐点亮,与天空中初升的星星交相辉映,编织出一幅温馨而宁静的夜幕。她深吸一口冷冽的空气,清新之感直透心脾,让人精神一振。

子琳想起了童年时光,每逢冬日,奶奶总会熬一锅热腾腾的姜汤,那浓郁的香气和温暖的味道,是冬日里最温馨的记忆。这种传统的保健方法,是否也蕴含着古人对冬季养生的独特理解呢？此时，子琳的思绪飘向了远方，她给陈医生发了微信，想要探究一番：那些古老的治疗哲学中蕴藏着的智慧，是否在当今的临床医学中仍有它们的荣光？

子琳：

陈医生，我今天想起小时候一到冬天，奶奶总给我熬姜汤，就特别好奇像这样的传统保健方法是不是有古人的养生智慧蕴藏其中。**现在，那些古老的医学哲学还能在临床医学里看到吗？**

陈罡：

子琳，这个问题十分有趣。你提及的姜汤，实际上在现代医学里也存在科学解释。姜含有一种称作姜辣素的成分，这种成分作用于血管平滑肌，能促进血管扩张，从而增加血流量，助力身体保暖。在寒冷的冬季，饮一碗热姜汤，着实让人感觉温暖。这种方式虽源于传统，但现代科学研究表明，它在协助抵御寒冷方面存在一定依据，只不过不能就此推广至感冒的预防。古人发现了一些自然现象，只是当时他们是依靠经验总结得出的，而背后的科学原理，我们也会有现代性的阐释。

子琳：

原来如此！那么，现代医学是不是也继承了其他的传统医学哲学思想呢？

陈罡:

当然有。我们可以从"治未病"的理念开始讲起。这是中医理论中的一个重要思想，强调预防为主，而不是等疾病出现后再去治疗。这个理念早在《黄帝内经》中就被提出，古人通过调节饮食、作息和情志来保持身体平衡，从而预防疾病。这种思想在现代医学中有了更深的科学基础，比如通过流行病学研究和大规模的健康筛查，我们现在能够提前发现疾病的早期迹象，从而采取预防措施。

子琳:

哇，听起来和我们现在做的体检很相似呢。提前发现问题，然后尽早干预，这不就是"治未病"吗？

陈罡:

没错儿。就像你每年做的体检，检查结果可以帮助医生在问题变得严重之前找到潜在的健康隐患，这其实就是在践行"治未病"的理念。现代公共卫生政策中的疫苗接种计划和慢性病管理项目，也是基于这个思想。通过科学的方法，我们在预防方面做得越来越好，这在很大程度上延续了古人的智慧。

子琳:

我明白了，现代的体检和疫苗接种都是这种"先发制人"

的智慧延续。那么，现代医学中还有哪些**继承了传统医学哲学思想**的例子呢？

陈罡:

　　另一个重要的例子就是"**个体化治疗**"。在中医中，有"**辨证论治**"的概念，即根据每个人的不同体质、病情来制定个性化的治疗方案。在现代医学中，特别是在精准医学领域，我们看到这一思想被广泛应用。精准医疗通过基因检测、生活方式分析等手段，为每个患者量身定制最适合他们的治疗方案。这和中医的"因人而异"非常相似，只不过现在我们有了更多的科学工具来实现这一目标。

子琳:

　　精准医疗？我在新闻中听过这个词。是不是说每个人的治疗方案都不一样？感觉像是为每个人量身打造一套健康方案。

陈罡:

　　没错儿，精准医疗的目标就是为每个患者提供最合适的治疗，这就像裁缝量身定制衣服一样。比如，在癌症治疗中，医生会根据患者的基因特征选择最合适的药物，以达到最佳效果。这种因人而异的方法不仅提高了治疗的有效性，也减少了副作用。这种个体化治疗的理念实际上在中医中已经存在了，不过中医的"辨证论治"还是基于朴素的整体观和个体差异，精准医疗把它推进到了一个新的高度，基于更具体的生物学和遗传学信息实现。

子琳:

哇，这样看来，现代医学真是继承了不少传统的精华。陈医生还能举出其他例子吗?

陈罡:

还有一个非常有趣的领域是"心身医学"。这个领域强调心理健康对生理健康的影响，认为情绪和心理状态可以直接影响身体的健康。中医常说"心主神明"，意思是心理状态与生理健康密切相关。一个典型的现代例子就是Takotsubo综合征，也叫"心碎综合征"。通常，这种病症由极度的情绪压力引发，患者的心脏会暂时变形，看起来像日本捕章鱼的篓（日语中称之为takotsubo）。这种现象说明，情绪可以对我们的身体产生多么强大的影响。

子琳:

什么! 情绪竟然能让心脏变形! 这真是太神奇了，也太可怕了!

陈罡:

　　这种心脏变形通常只是暂时的，在情绪压力消退后可以恢复，并不是心脏结构的永久性改变。不过，Takotsubo综合征不失为心身医学研究的一个生动例子。它提醒我们，心理和生理之间的联系比我们想象的更为紧密。现代医学越来越重视心理健康的管理，心理治疗、冥想和放松疗法等都被纳入综合治疗方案。这些方法与中医中的"调神养心"有异曲同工之处，而这些思想其实在几千年前的中医学中已经被提出并应用了。

子琳:

　　听你这么一说，我觉得，传统医学不仅仅是过去的智慧，它的一些思想在现代医学中也依然是一脉相承的。

陈罡:

　　正是如此。医学的发展从来都是在积累和传承中进步的。传统医学的许多理念，经过现代科学的验证后，仍然在当代医疗实践中扮演着重要角色。我们现代的文明，从来不是从天而降的，依然有很多传统思想宝藏值得我们传承。

子琳：中医小笔记

我特别想知道一路学习现代医学的陈医生怎么看待中医这个话题。中医，这个博大精深的宝藏，历史悠久得让人肃然起敬。陈医生在这一章对中医进行了详细科普。

首先，中医的整体观是很好的医学哲学。它并非只关注你具体疼痛的部位，而是全面考虑你整个人的状态。就像陈医生说的，通过"望、闻、问、切"，全面了解你的情况，全面性和整体观是很好的医学诊断思路。

再聊聊针灸，这是中医里的一块宝。它在缓解慢性疼痛、辅助康复治疗和治疗一些功能性疾病中具有一席之地，作为补充治疗手段使用。针灸发挥作用的原理有些神秘，和镇痛药不同，有待进一步研究发掘。

推拿也值得一提，在肌肉骨骼系统疾病的治疗和康复治疗中，它是不可或缺的。推拿要根据病症选择不同的手法，来缓解肌肉僵硬、关节疼痛。这是一个技术活，得由医生进行专业操作。

至于中药，许多人觉得它"温和不刺激"，但这并不意味着它就比现代医药更安全。如果传统医药使用不当，也可能带来副作用。所以，无论是传统医药还是现代医药，都得在医生的指导下使用。

这一章节中还特别提到了如何科学地看待中医，提醒我们不诋毁，也不盲从，这真是太重要了。中医的这些传统疗法，是我们宝贵的文化遗产。当然，我们在使用的时候，也得根据自己的实际情况，找到最适合自己的方法。

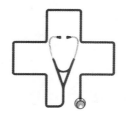

第 10 章
变美小窍门

10.1　护肤品中的哪些成分真的有效?

初春的夜晚，空气里还带着一丝凉意，步行街上灯火通明，橱窗里的灯光犹如繁星闪烁，映照着各式各样的商品。子琳在下班的路上，被一家化妆品店的橱窗吸引，她的目光在琳琅满目的护肤品上流连。每一瓶都像是装满了春天的秘密，等待着她去探索。

店内，柔和的灯光洒在护肤品的瓶身上，反射出诱人的光泽。标签上印着密密麻麻的成分名称，如同一张张神秘的配方，让人既好奇又迷惑。子琳轻轻触摸着一瓶瓶护肤品，听着店员热情的介绍，她对这些成分充满了好奇：这些复杂的化学名词的背后，隐藏着怎样的美容秘诀？

正当子琳沉浸在这美丽世界中时，橱窗外，陈医生的身影偶然掠过。他披着一件风衣，手里拿着几本医学杂志，放慢脚步，在步行街上走着。子琳一眼就认出了他，她快步走出店铺，向陈医生挥手。

子琳:

陈医生,晚上好!真没想到能在这儿遇到你,平时看你总是步履匆匆,今天却显得很悠闲,是不是被这春日的夜色给迷住了?

陈罡:

确实,今晚的步行街特别美好。看你在化妆品店门口驻足,是不是也被这春日的气息吸引,准备给自己的美丽加分了?喊住我,是又有什么医学问题来考我吗?

子琳:

哈哈,被你猜到了!我刚刚在店里看了好多**护肤品,瓶身写的那些成分名称让我眼花缭乱,也不知道哪些真的有用。**这不刚好有一个医生经过,就想请你从专业角度判断一下,哪些成分才是我的肌肤救星?

陈罡笑了笑,推开门走进店里,拿起了一瓶护肤品,仔细看着成分表。

陈罡:

选护肤品的确如同选朋友,得选对了才能长久相伴。瞧这瓶产品,成分表犹如一本"**护肤配方书**",每个成分皆有其角色。

先说维生素C，它是美白和抗氧化方面的明星选手。维生素C 的科学名称叫抗坏血酸，听起来颇为"专业"，但它的作用很实际。维生素 C 的发现可以追溯至 20 世纪初，那时科学家发现它能够预防坏血病。随着研究的深入，科学家又发现它还能中和自由基。自由基属于导致皮肤老化的罪魁祸首之一，日晒、污染都会让自由基猖獗作乱。

子琳:

那就是说，**维生素 C 能够帮助我们应对日晒和污染所导致的皮肤问题**，对吗？

陈罡:

没错儿！维生素C还能够促进胶原蛋白的合成，提亮肤色。不过要记住，维生素 C "怕光、怕热"，所以绝大部分这类产品要注意避光保存，可以晚上使用，或者白天使用后搭配防晒霜。

子琳:

呃，我总听人说"早C晚A"，难道维生素C不应该在早晨使用吗？

陈罡:

如果直接将普通的维生素C暴露在光线和空气中，确实会迅速分解，效果大打折扣。但是，许多护肤品中的维生素C通常会与稳定剂（如维生素E或抗坏血酸磷酸酯镁）结合，稳定性就增加了，所以，"早C"搭配防晒霜，也是可以的。

至于你提到的"早C晚A"，其实只是一种护肤流程，并非绝对。重要的是，要根据个人皮肤的反应和需求来调整护肤步骤。

不过，既然你提到了"晚A"，那我们就来说说"A"。这里的"A"就是视黄醇，也就是维生素A_1，它在抗衰老领域很有发言权。视黄醇能促进皮肤细胞更新，增加胶原蛋白的生成，从而减少细纹和皱纹。早在20世纪70年代，它被用于治疗痤疮。后来，医生意外发现它对改善皮肤老化有效果，从此，视黄醇就成了抗衰老的"黄金成分"。

子琳：

哇，抗衰老，一听这个字眼就让人心动了，**视黄醇是不是适合所有人呢**？

陈罡：

说到抗衰老，我们每个人都避免不了。一般而言，25~30岁之后，皮肤会逐渐开始呈现一些细微的老化迹象，例如出现细小的皱纹或者干燥。这时，如果你察觉到自己的皮肤不如从前那般紧致且富有弹性，或者在照镜子时看到眼角、额头出现了细纹，就该考虑加入皮肤抗衰老的行列了。

通常，抗衰老并不意味着要大动干戈，有时候简单的保湿和防晒就能起到很好的预防作用。保湿能帮助维持皮肤的水分，防止干燥引起的细纹；而防晒则是抗衰老的重要一步，因为紫外线是导致皮肤老化的最大元凶。

视黄醇是一种有效的抗老化成分，适合大多数成年人。它通过促进细胞更新和胶原蛋白的生成，有助于减少细纹和皱纹，让皮肤看起来更年轻、更光滑。但它对光和空气敏感，晚上使用效果更好，这样可以避免白天光照对它的影响。另外，它对皮肤有一些刺激，使用时需要逐步适应，特别是敏感肌的朋友，最好从低浓度开始，慢慢增加浓度。

子琳:

原来是这样，抗衰老也有这么多的说法。陈医生，我还总听说"**玻尿酸**"这个词，你能介绍一下吗？

陈罡:

玻尿酸也叫透明质酸，是皮肤的"储水库"，能吸收自身重量千倍的水分，让皮肤瞬间水润饱满。玻尿酸是 20 世纪中期从动物组织中提取出来的，最初用于眼科手术。后来，科学家发现它对皮肤的保湿效果极好，很快它就被应用到护肤品中。

子琳:

不同分子大小的玻尿酸，效果好像也不一样？

陈罡:

对！如果你的皮肤特别干燥，选择包含不同分子量玻尿酸的产品会更为有效。大分子玻尿酸主要停留在皮肤表面，发挥保湿作用；而小分子玻尿酸能够渗透到表皮层，具有一定的补水效果，不过，这个作用对真皮层就有限了。

子琳（指着小瓶子上的成分列表）：

原来如此，看来化妆品的补水依然只是"表面功夫"。陈医生，你看，这个**烟酰胺**也很流行，它又有什么功效呢？

陈罡:

烟酰胺是维生素 B_3 的衍生物，其发现可追溯至 20 世纪 30 年代。它最早用于治疗糙皮病，这是一种因缺乏维生素 B_3 所致的疾病。后来，人们发现它还能够改善皮肤的整体健康状况，能提亮肤色、修复皮肤屏障、抗炎以及抗氧化。它效果稳定且温和，适合各类肤质，就连敏感肌也能承受。但是，烟酰胺的浓度需留意，过高可能会引发刺痛感，通常建议从低浓度开始使用，例如 5% 以下的配方。

子琳（指着另一行文字）：

原来烟酰胺是这么回事啊。陈医生，你看，这个 AHA 也是我经常见到的成分。

陈罡：

AHA 叫 α-羟基酸，也就是果酸，它最初是从水果中提取的，能温和去除老废角质，加快皮肤新陈代谢，让皮肤更显光滑亮泽。果酸不止作用在表皮，还能促使真皮层中的胶原蛋白生成，对细纹有一定改善效果。然而，果酸会提高皮肤的光敏性，所以使用此类产品后，需避免阳光直射，并强化防晒。

你再看看"神经酰胺"这个成分，它的发现可追溯至 20 世纪初。虽然它的名字与皮肤不相关，但科学家发现，它是皮肤屏障的重要组成部分，能够帮助锁住水分，保护皮肤免受外界刺激。

子琳：

听你这么一说，感觉这些成分都很厉害啊！**这些成分是不是用得越多越好**？

陈罡：

哈哈，你就像在问甜点里是不是糖加得越多越好。护肤品里的成分也是讲究配比的，多了少了都不行。有的成分的浓度过高，可能会刺激皮肤；有的成分的浓度过低，可能没有效果。科学家花了不少心思在这些配方上，就像甜点师调味一样，需要恰到好处。护肤品的选择要根据个人肤质和需求来定，不要盲目追求流行成分。

子琳:

化妆品中有没有重要成分是我们经常见到，又经常被我们忽略的呢?

陈罡:

有啊，尿素就是这样的。尿素就是我们尿液中的成分，它是一种天然的保湿剂，存在于人体的皮肤屏障中，负责保持皮肤的水分平衡。不过，化妆品中的尿素并非从尿液中提取，多数是人工合成的。19世纪30年代，德国化学家弗里德里希·维勒首次通过化学合成手段制造出尿素，这是有机化学史上的一个重要里程碑事件。尿素在护肤品中的作用主要是软化角质层，增强皮肤的保湿功能，尤其适用于干燥、粗糙的皮肤。

子琳:

原来护肤也是一门学问啊！看起来护肤品真的要选对成分，还得注意用法。不过，陈医生，哪些成分属于**夸大其词，实际毫无用处**?

陈罡:

有些成分确实是营销噱头大于实际效果。比如胶原蛋白，你可能会看到一些护肤品广告里大肆宣传它的抗衰老功效。胶原蛋白确实是皮肤结构的重要组成部分，但问题是，它的分子太大了，涂在皮肤上根本吸收不了。外用的胶原蛋白更多地起到保湿作用，而不是深入皮肤促进胶原再生。

另外，有些产品会加入"奢华成分"，比如黄金或珍珠粉。这些成分听起来很高端，实际作用仅是装饰性的。虽然珍珠粉含有一些矿物质和氨基酸，但它的主要作用是吸油和轻度的物理遮瑕，对皮肤的直接效果非常有限，更多的是为了满足消费者的心理需求。

子琳：

幸亏今天遇到你，让我了解这么多护肤相关的专业知识，你真是我的"护肤指南针"啊！

子琳和陈罡正聊得兴致勃勃，店里的推销员注意到了这两位有趣的顾客。推销员是一个眼神敏锐的中年女性，她微笑着走过来。

推销员：

这位先生，你真是太专业了，听了你的讲解，我也学到了不少知识。护肤品的选择确实要科学、理性。不过,你知道吗?护肤品不仅是护肤,很多时候也能让女性更开心。不如挑一瓶护肤品送给这位女士当礼物吧?

子琳(忍不住开怀大笑):

陈医生,我看你今天不仅是"护肤指南针",还要变成我的"春日美丽大使"了。

10.2　如何挑选适合自己肤质的护肤品？

　　春风轻拂，步行街上的橱窗映照着温暖的灯光。那些闪烁着诱人光泽的护肤品，宛如一个个装满春日秘密的宝瓶，承载着对美丽的承诺，也蕴含着科学与智慧的精粹。在陈医生的专业指引下，子琳对那些复杂化学名词背后的功效有了更深的认识，比如维生素 C 的抗氧化能力、视黄醇的抗衰老功效、玻尿酸的保湿秘诀、烟酰胺的多效合一，以及 AHA 的温和焕肤之道。

　　然而，美丽是一场永无止境的探索，护肤品的选择并没有一成不变的公式。子琳带着陈医生挑选的护肤品，回到了温馨的家中，准备将这些新知识付诸实践，期待肌肤的蜕变。她在床上敷上清凉的面膜，准备沉浸在一段宁静的护肤时光中。可当她的目光再次落在那些密密麻麻的文字上，比如肤质适配、保质期限、使用注意事项等信息时，她意识到，挑选护肤品远不止了解成分那么简单。

这些新问题，如同火花般点亮了子琳的好奇心。毕竟，找到与自己肤质相匹配的产品，才能真正释放护肤品的潜能。于是，子琳拿起手机，给陈医生发了微信。

子琳：

陈医生，我现在正躺在床上敷着面膜呢！可是，我看到瓶身写着适合不同肤质的说明，突然有点儿发蒙。我怎么确定这些护肤品真的适合我？难道只是看成分表就够了吗？

子琳的手机响了，一看是陈医生的来电。

陈罡：

你正在敷面膜，一定不方便打字吧，我直接打电话向你说明。今天晚上，我们聊过护肤品成分，但成分只是故事的开头。护肤品是否真的适合，还要看它们和你的肤质能否"对上眼"，就像穿衣服一样，要合身才能好看。

子琳：

原来如此！那你怎么知道护肤品与我的肤质是否合适？是不是有什么特别的"挑选秘诀"？

陈罡：

挑选适合的护肤品，了解自己的肤质最重要，就像你穿衣服要知道自己的尺码一样。你肯定知道，肤质一般分为干性、油性、混合性和敏感性，每种肤质都有不同的特点和需求。

你的肤质偏干，特别是在换季的时候容易出现紧绷感和细小干纹，所以我给你挑选了几款具有高效保湿和修复功能的产品，比如玻尿酸和维生素E。这些成分就像皮肤的"水库"和"守护神"，可以帮助你锁住水分，修复皮肤屏障，预防干纹。

子琳：

哇，没想到你观察得还挺仔细，居然能够看出我的肤质。那像我这样的干性肤质，最怕的是不是用错清洁产品，导致肤质更干了？

陈罡：

说得对！干性肤质最怕的就是过度清洁。强效的洁面产品就如同过度洗涤的衣服，虽然表面干净了，纤维却变得脆弱。同理，过度清洁会破坏皮肤的天然油脂屏障，致使皮肤更为干燥。所以我给你推荐的那款洁面产品较为温和，其中不含十二烷基硫酸钠（SDS）这种强效去脂的成分。

子琳:

如果是油性肤质呢？是不是要选择那种**清洁力强的产品**？

陈罡:

没错儿，油性肤质确实需要更强效的清洁力来去除多余油脂和污垢。不过，过度清洁也会引发皮肤的"反击"——分泌更多油脂。这就是为什么许多油性肤质的朋友总感觉皮肤越洗越油。因此，适度清洁才是关键，要选对温和去油、调节油脂分泌的产品，比如含有水杨酸的洁面乳，它能深入毛孔，清洁油脂，又不会让皮肤过度干燥。

子琳:

水杨酸这个名字我也经常听到，好像它和治疗心脏病的药物还有渊源？

陈罡:

你说得很对，水杨酸确实和心脏病药物阿司匹林有亲缘关系。实际上，阿司匹林是从柳树皮中提取出来的水杨酸衍生物。它最初是用于治疗发热和疼痛的药物，但在护肤领域，水杨酸扮演了不同的角色。它能够深入毛孔，帮助溶解角质和油脂，非常适合油性和痘痘肌肤使用。可以说，水杨酸是对抗痘痘和黑头的"秘密武器"。

子琳：

原来是这样，看来水杨酸真的很有用呢！不过，我偶尔也会觉得**皮肤有点儿敏感**，这时候要注意什么呢？

陈罡：

敏感性肌肤确实需要更多的呵护，就像易碎的花瓶，稍微不注意就可能破损。敏感性肌肤最好避开香料、酒精，以及高浓度的活性成分，比如强效的果酸或者视黄醇。这些成分可能会刺激皮肤，导致红肿和刺痛。所以我给你挑选了含有洋甘菊提取物的保湿霜，这种成分有很好的舒缓作用，能减少皮肤敏感反应。洋甘菊在古罗马时期就被用来治疗皮肤发炎，它的护肤历史也很漫长了。其他的一些成分，比如神经酰胺和积雪草提取物，也像温柔的"修护师"，能帮助修复和强化皮肤屏障，减少敏感反应。

子琳：

嗯，洋甘菊这个名字听起来就很温和呢！不过，我还有一个体会，感觉**皮肤状况会随着季节变化**，有时候**在不同的地区待久了，皮肤的状态也会有点儿改变。**这种情况，护肤品也要随着更换吗？

陈罡：

没错儿，皮肤的状态确实会随着季节变化。比如在冬天，皮肤通常会变得更加干燥，这时候你可能需要使用更滋润的面霜。而在夏天，皮肤可能会变得油腻，需要轻薄的保湿产品。所以，根据季节调整护肤品的种类和使用频率是非常重要的。就像你穿衣服，夏天穿薄衣，冬天穿厚衣，护肤也需要"换季"。

子琳：

听起来很有道理呢！看来，等换季的时候，还需要你帮忙参谋，挑一些护肤品。陈医生反复提到肤质，看来很重要。平时在化妆和日常生活中，我会直观了解自己的肤质。但我突然想知道，有没有什么**简单的方法**，可以让我轻松地教会别人，**让大家在日常生活中更容易判断自己的肤质，挑对产品呢？**

陈罡：

其实，自己的肤质，自己更有体会。即便是平时毫不关心护肤品的一些男性，也可以通过观察皮肤的状态了解自己的肤质，比如洗脸后不涂护肤品的情况下，皮肤感觉如何。如果紧绷干燥，那就是干性皮肤；如果油光满面，那就是油性皮肤。再者，可以在额头、鼻子和脸颊上轻拍一张吸油纸，看看哪个部位出油最多。不同部位出油差异大的，通常是混合性肤质。

子琳：

的确是这样的。我因为工作需要化妆时，也会觉得自己鼻子附近区域的出油量更多，虽然看起来不是那么明显。

陈罡：

嗯，对于明显的混合性皮肤，比如T区容易出油而脸颊偏干的肤质，选择护肤品时需要"分区护理"，可以在T区使用控油产品，而在干燥部位使用保湿产品。这样"各取所需"，才能达到最佳效果。

子琳：

我还有一个小问题，有关护肤品的保质期。我总听说**开封后的护肤品要尽快用完**，不然效果会变差，这是真的吗？

陈罡：

确实如此。护肤品的保质期就像食品的保质期一样，一旦过期，产品的稳定性和效果就可能会降低。未开封的护肤品通常保质期在两三年间，而开封后的使用期限会大大缩短，一般在6~12个月，这取决于产品的成分和储存条件。

子琳：

是不是**过了保质期的护肤品就一定不能用了**？

陈罡：

最好别用。过期的护肤品可能会丧失活性成分，甚至可能滋生细菌，引发皮肤问题，尤其是一些含水量较高的护肤品，比如乳液和霜类产品。还有一些含有抗氧化成分比如维生素C、视黄醇等的产品，它们开封后暴露于空气和光线中会逐渐被氧化，效果也会变差。所以，开封后要尽量在保质期内用完，存放时得避光、避热，置于阴凉干燥处。

子琳：

明白了！看来要记得**标注开封日期**，按时使用，不能囤积太多护肤品。

陈罡：

正是如此，合理选择和使用护肤品，才能让它们发挥最佳效果。你每次购买护肤品时，尽量挑选你可以在有效时间内用完的量，这样既能保持新鲜度，又能避免浪费。

子琳：

嗯，这样看来，护肤真是一门学问！科学和心情的结合，才是护肤的双重快乐！

10.3 健康饮食和生活习惯对美容有何影响？

　　曙光透过窗帘的缝隙，洒在了子琳温馨的小屋里。她从床上坐起，揉了揉惺忪的睡眼，伸了一个懒腰。她知道，在这个春意盎然的早晨，好友陈医生正踏上前往日本的航班，去参与一场学术交流。清晨的第一时间，她向陈医生发送了温馨的祝福："一路平安，期待你满载而归。"

　　晨光渐渐明亮，子琳深吸一口窗外的清新空气，感受着新一天的活力。窗外有刚刚苏醒的城市和行色匆忙的人群。转身回到餐桌，子琳开始准备她的早餐。一碗色彩斑斓的水果沙拉，上面点缀着新鲜的蓝莓和草莓，旁边是一片片烤得恰到好处的全麦吐司，散发着诱人的香气。还有一杯自制的绿色果蔬汁，里面混合了菠菜、芹菜和苹果，为生活注入了满满的活力。每一口食物都是对健康的追求，每一滴饮品都是对美丽的承诺。

她突然有些感慨：美丽不仅仅是表面的修饰，它更是一种生活的艺术，一种从内而外散发出的光彩；而健康的饮食和良好的生活习惯，无疑是这门艺术中不可或缺的颜料。子琳决定将这份感慨化作文字，通过邮件分享给远在万米高空中的陈医生。

发件人：子琳

收件人：陈罡医生

主题：吃出美丽是真的吗？

亲爱的陈医生：

　　你是不是已经在日本的天空翱翔啦？想象你正吃着飞机餐的样子，我已经吃了一顿健康早餐了，不过，我又有一个疑惑，得向你请教。

　　你知道吗？今天早上我做了一碗超级漂亮的水果沙拉，还喝了一杯自制的绿色果蔬汁，感觉自己瞬间变美了！我一直在想，**这些看起来健康的食物，真的能让我越来越美吗？还是说这只是一种心理安慰（我不这么觉得）**？

　　你总是能用有趣的方式把复杂的东西解释得很清楚，所以我才来打扰你！能不能给我讲讲，**为什么这些健康的饮食和生活习惯能帮我们变得更美？有没有什么好玩的例子或故事？**比如说，我喝的果蔬汁，是不是也能像仙女棒一样，瞬间让皮肤变好？

期待你的答案，希望你一切顺利，在日本收获满满！

你的好朋友

子琳

发件人：陈罡医生

收件人：子琳

主题：回复：吃出美丽是真的吗？

子琳：

刚下飞机，人在大阪，谢邀。

我还没过海关，就收到你给我发的邮件。

你提出的这个问题并非新鲜事，早在几千年前，人们就已开始探索饮食和美容的关系。例如，古埃及艳后克丽奥佩特拉七世就十分注重饮食与美容的关系，传说她不但用牛奶沐浴，还特别讲究饮食中的营养搭配。

从现代医学的角度来说，健康饮食着实对美容具有重要作用。你可以将身体设想成一个精密的工厂，食物则是供给工厂运转的原材料。倘若这些材料丰富且优质，那么工厂生产出的"产品"——你的皮肤、头发、指甲等，必然会光滑、亮丽、富有光泽。正因为这样，在营养学领域，有些专家会讲"人如其食"。

像维生素C和维生素E这类抗氧化剂，能够帮助抵御自由基对皮肤造成的损伤，延缓衰老。而 $\omega-3$ 脂肪酸能够增强皮肤的屏障功能，留住水分，通常来自鱼类、亚麻籽等食物。蛋白质是皮肤、头发和指甲的基础结构材料，所以摄取充足的蛋白质有助于修复和更新这些组织。

除了饮食，生活习惯也极为重要。比如，在很早以前，无论是东方还是西方，人们都不约而同地提到"运动就是生命"。适度的运动能够促进全身的血液循环，这好比给工厂里的机器加了润滑油，皮肤自然会显得红润、有光泽。当然，运动也依然需要适度，如果运动过量，就可能导致身体出现其他问题，比如皮肤脱水。充足的睡眠如同工厂的夜班工人，负责在你睡觉时修复受损的组织，弥补白天的损耗。

现代研究发现，长期的压力、睡眠不足以及不健康的饮食，都会影响体内激素平衡，进而导致皮肤出现问题，例如痤疮、暗沉等。所以，保持良好的生活习惯，实际上就是在为身体和皮肤营造良好的工作环境。

好了，总的来说，健康的饮食、适度的运动，以及充足的睡眠，不仅是健康的好帮手，也是皮肤的美容师呢。我得快点儿过海关了，以后有机会再聊。

注意身体，祝你一天都美美的！

陈罡

10.4　现代美容技术与传统美容观念如何结合?

　　春意盎然,日本奈良的巷陌间飘荡着樱花的芬芳。晴空万里之下,庙宇的屋檐在缤纷的樱花簇拥中,透出一股庄重又神秘的气息。日光从树梢间散落,为花影婆娑中的鹿群披上了一层温暖的光辉。这些被视为"神灵使者"的鹿,在樱花树下悠闲地踱步,它们的眼神纯净而柔和,细长的睫毛在春风中微微抖动,宛如大自然精心雕琢的艺术品。

　　在这个诗意的季节,子琳踏上了前往奈良的旅程,她利用小假期,趁着陈医生在日本学术交流之际,飞往这个充满传统魅力的地方。她和陈医生约在周末的奈良公园,漫步在石板路上,他们被一只只小鹿漂亮的样子所吸引。这些鹿或静立于花影之下,或亲昵地向游客索要食物,它们身上的斑点在阳光照耀下闪烁着金色的光泽,灵动而优雅。

周围的景致如同一幅动人的画卷，古色古香的建筑与盛开的樱花交织在一起，让人仿佛穿越了时空，回到了那个充满传奇色彩的奈良时代。

子琳：

小鹿真的好可爱，它们的眼睛如此灵动，睫毛如此修长，真希望我也能拥有。陈医生，现代美容技术能否助我一臂之力，实现这个小小的梦想？

陈罡：

子琳，你本身就拥有奈良春日般的美丽了。不过，说到现代美容技术，我们确实有办法让你的眼睛更加灵动，睫毛更加迷人。比如睫毛增长液、眼部微整形等，都能在一定程度上帮助你实现愿望。不过，你们怎么总觉得自己不够美，居然还想着在小动物身上"取长补短"。

子琳：

陈医生，你太会夸人了。不过说真的，我对那种**现代美容技术和传统观念的结合**很感兴趣。奈良这么美的地方，让人忍不住想变得更美些。你觉得这些技术和传统观念之间有什么共通之处吗？

陈罡：

　　这个问题有意思。其实，奈良这个地方本身就是传统与现代交融的一个象征。你看，那些古老的庙宇与现代都市建筑和谐共存，而樱花下悠然漫步的小鹿，则更像是传统美学融于现代生活的象征。这种交织的美，就像现代美容技术与传统美容观念的结合。

　　比如眼部微整形，它可以说是传统美学的延续与提升。东方审美一向注重眼睛的神韵，大而有神的眼睛常被视为美的象征。如今，微整形技术通过玻尿酸和肉毒毒素的运用，能够在保留这种神韵的基础上做出微调，确保自然和谐。玻尿酸可以填充眼部凹陷，让眼睛更加饱满有神，而肉毒毒素则能放松眼周的细小肌肉，减少皱纹，让眼睛显得更加年轻。

　　再说睫毛增长液，这种技术看似现代，其实理念和古代女性用植物油和草药滋养眉毛、睫毛的做法异曲同工。古代的美容方子里常用桑白皮和苦杏仁等成分，能滋润毛发，使其浓密且有光泽。而现代科技则通过萃取这些植物的有效成分，融入睫毛增长液，让效果更加明显和持久。

子琳：

　　这么说来，现代技术真的像是在把古人的智慧和经验延续下来呢。不过，我听说有人做了这些微整形，效果却并不自然，有点儿像"假人"。这是为什么呀？

陈罡：

　　没错儿，这一点也非常重要。就像这些樱花，有的开得自然舒展，有的却显得过于刻意。自然美和刻意雕琢之间的界限，其实很微妙。美容的关键，在于找到平衡，让现代技术服务于自然美，而不是去塑造违背自然的美。

　　比如说肉毒毒素，它可以帮助平滑皱纹、提升肌肤紧致感，但如果过度使用，面部表情会变得僵硬，失去自然的神采。同样，玻尿酸填充如果不考虑脸部的自然轮廓，只是一味追求丰满，最终效果可能会显得不协调，甚至让人有"假脸"的感觉。

　　如果技术运用得当，就像我们眼前的风景一样，现代元素和传统韵味融为一体，毫无违和感。但如果过度追求某种效果，忽视了个人的独特气质，就会让结果显得不自然，甚至有些生硬。这也是为什么有些人看起来不自然，因为他们忽略了自己的独特之美，过度依赖技术去追求某种标准化的美。

　　相比于美容的效果不佳，我们更强调安全变美。所以，在实际应用中，一定要到正规的医疗机构中治疗，任何医学美容手段都需要根据个人情况，由专业医生进行评估和推荐。

子琳：

　　那我明白了，看来还是要**理性对待这些美容技术，不能一味地追求外在效果**。自然才是最好的老师。对了，陈医生有没有觉得**不同时代的审美有变化**？这些变化又是因为什么呢？

陈罡：

　　的确，人们的审美观念是随着时代的变化而演变的。在中国，不同朝代的审美变化特别明显，我们现在在历史画像中还能看到这样的变迁。

　　比如唐代，女性以丰腴、健康为美，认为这样的身材象征着富贵与福气，这与当时开放、繁荣的社会氛围息息相关。那个时期的女性形象是丰满的，双颊丰盈，眉目含情，透出一种大气与从容。

　　到了宋代，审美观念发生了显著变化。宋代是一个文化相对保守的时期，经济上虽然发达，但社会压力较大，这使得人们的审美开始向清瘦、纤弱的方向发展。女性的美被定义为柔弱、纤细，讲究的是一种隐忍与内敛。

　　再往后，明清时期则强调女性的端庄与娴静，瘦削的腰身和小脚逐渐成为当时女性美的象征，这也与当时社会对女性行为的规范和道德约束密切相关。

　　这些审美的变化不仅是表面现象，也反映了当时社会经济条件的变化和文化心态的转变。现代的审美则受到全球化的影响，东西方的美学开始交融，个性化与多样化的美逐渐成为主流，女性更多地强调自我的表达和内外兼修的美。

子琳：

　　的确，审美的变化背后有许多深层次的原因！不过，东方女性的美似乎一直强调一种内在韵味，这种美真的很特别，也让我觉得很自豪。

陈罡：

是的，东方女性的美有着独特的韵味，强调的是含蓄、内敛与自然的和谐。这种美不仅仅是外在的容貌，更是内在气质的流露。就像我们提到的眼部美学，不只是睫毛的长短，更多是眼神中的神采。这种神采是需要时间历练的，是由内心的宁静与智慧支撑的。

现代技术可以帮助我们在外在上更接近理想的美，但真正的美丽仍然来自内在的平和与智慧。你已经拥有了这份美丽，只需让它更加闪耀。这也是为什么无论技术如何进步，内心的修养与气质的培养始终是美的根本。

子琳：

看来，无论是追求外在的美还是内在的修养，都应该是一个和谐统一的过程。而且，看着这些小鹿，我突然意识到，它们的自然状态就是最美的。我们人类追求美的过程，也许就应该像它们一样，自然、不做作。

陈罡：

是的。希望你能继续保持这种内外兼修，无论是在奈良的樱花下，还是在繁忙的北京，都能找到属于自己的那份美。

子琳：美容小笔记

终于聊到女孩子最感兴趣的话题了：护肤！这一章的内容让我收获颇丰，现在就让我来给大家画重点，分享一下护肤品里的秘密武器。

首先，我们得聊聊维生素C，这个成分是对抗日晒和污染的小能手，还能促进胶原蛋白合成，让肤色透亮。

其次是玻尿酸，也叫透明质酸，它让皮肤瞬间水嫩，保湿效果很强。

说到抗衰老，视黄醇就得登场了，它是一种维生素A，能刺激皮肤细胞更新，促进胶原蛋白生成，细纹自然就变少了。当然，陈医生告诉我们了，皮肤抗衰老的基础是防晒和保湿。

烟酰胺是维生素B_3的衍生物，它的功能多得数不清，比如提亮肤色、修复皮肤屏障、抗炎、抗氧化。

还有AHA，也就是果酸。它能帮助去角质，加快皮肤新陈代谢，让皮肤光滑亮泽。

陈医生在这一章里还特别强调了，这些成分使用时的注意事项，具体细节大家可仔细阅读本章内容。

最后，温馨提示：护肤品得根据自己的肤质和情况来选，跟风是不行的。希望每位女性朋友都能找到适合自己的护肤法宝，拥有美丽容颜！

　　这就是护肤小秘籍，你是不是也觉得护肤是一门大学问呢？记住，了解成分，选对产品，美丽不迷路！

后记 1

随着这本书的写作接近尾声，我的心中涌动着深深的感激与无限的展望。这不仅是一次将繁复医学知识转化为通俗易懂语言的尝试，更是一次深刻认识健康教育之路的旅程——它既漫长又充满无限可能。

在此，我要向北京协和医院的同事表达我的特别感谢。他们在忙碌的医疗工作中，不仅向我提供了无数宝贵的建议，还给予我持续的支持与鼓励。正是来自专业团队的力量，确保我在写作过程中的科学性与严谨性。同时，我也要向"协和星原计划"致以诚挚的谢意，它的资源与平台成为我创作的坚强后盾，让我能够更深入地挖掘内容的深度与广度。

这本书标志着我在医学科普与文学创作旅程中的又一次勇敢探索。通过与子琳的合作，我采用了一种新颖的写作手法，期望这种角色代入式的科普，不仅能让读者在阅读中找到共鸣，获取知识，同时也能让他们感受到文字所传递的温度与力量。然而，我清楚地意识到，健康科普的使命远远没有结束。随着医学的不断进步和人们生活方式的演变，还有许多问题亟待解答，还有更多动人的故事值得被讲述。

展望未来，我计划创作更多科普作品，覆盖更广泛的健康议题，为大家在面对日常生活中的健康挑战时提供更多的参考与支持。同时，我也将继续我的医学小说创作，希望通过那些故事，带你走进医院的幕后，体验医患间那份深刻而微妙的情感联系。

感谢每一位读者的陪伴与支持，是你们的关注与信任，成为我不断前进的动力。愿在未来的岁月里，我们能在书页间不断相遇，一起探索健康的奥秘，共同编织属于我们的故事。

陈罡

2024 年 9 月

亲爱的朋友，翻到这一页，我们的健康之旅就要告一段落了，但别急着合上书，在此，我还有心里话要跟你说。

作为一个在医疗行业摸爬滚打多年的媒体人，作为《约吧大医生》科普视频节目的主持人，我见过太多因为不懂健康知识而手忙脚乱的例子。每次看到那些迷茫的眼神，我就感到揪心。在这个信息爆炸的时代，真真假假的健康资讯满天飞，大家想找到可靠的健康知识，简直比淘金还难。

我和好朋友陈罡这位临床、科研、科普、文学多栖的医生，一拍即合，决定一起写这本书。写书的过程，对我来说，也是一个不断学习的过程。阅读陈医生的文字和内容是一种享受，总结陈医生的科普素材更是享受加倍，在工作之余、差旅之闲或是周末的片刻时光，我都会参与和陈医生的共同创作，希望能把最准确的健康知识传递给大家。

这本书采用聊天的形式，把那些看起来高高在上的医学知识展现在大家面前，让它们变得亲切、易懂。我们挑选出 10 个大家关心的健康话题，从生活中的点点滴滴讲起，不仅聊怎么防病治病，也聊怎么让生活方式变得更健康。我们希望这本书语言风趣幽默，让大家在轻松愉快的氛围中，学到真正的知识。

亲爱的读者朋友，我知道你忙着追梦和照顾家人，有时候可能忽略了自己的健康。身体不舒服的时候，你是不是也焦虑过？面对乱七八糟的健康建议，是不是也迷茫过？希望这本书能成为你健康路上的一盏灯，照亮你前行的方向。

选择翻开这本书，就是选择和我们在健康的路上同行。愿我们都能拥有一个健康、快乐的人生！

这就是我的心里话，希望你喜欢这本书。健康路上，我们一起加油！

子琳

2024 年 9 月